自律神経を整える「1日30秒」トレーニング

人生が楽になる
セル・エクササイズ

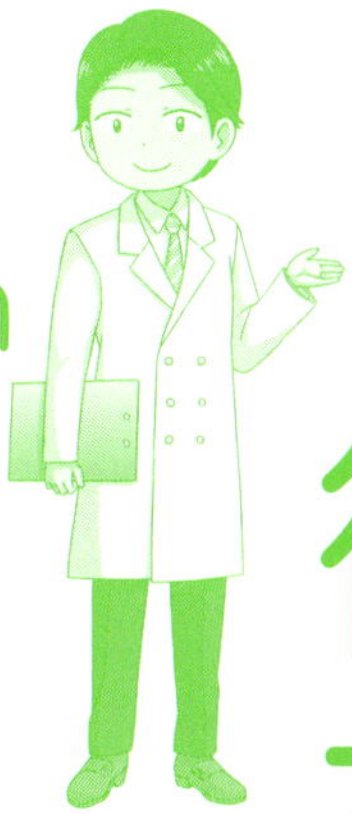

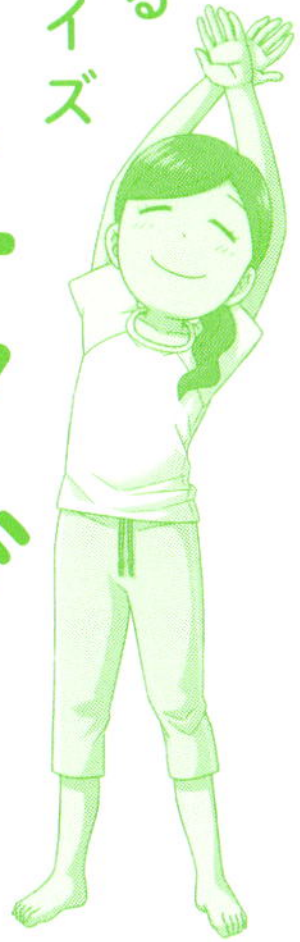

順天堂大学医学部教授
小林弘幸 著
末武信宏 監修

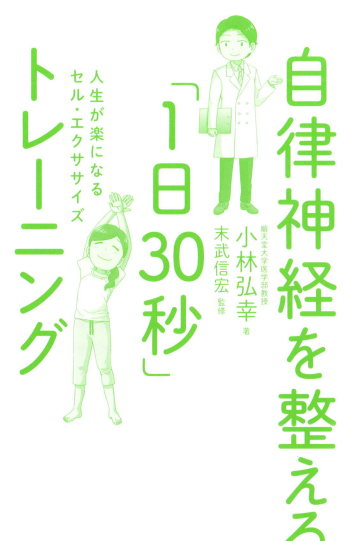

イースト・プレス

自律神経を整える「1日30秒」トレーニング

人生が楽になるセルフ・エクササイズ

はじめに　この一冊で、あなたの人生はとっても楽になります

朝起きるのがつらい。お昼ご飯を食べると眠くなる。大事な仕事の前に緊張して結果が出ない。体のあちこちが痛い。体調が悪いせいで、なかなか一歩を踏み出せない……。

病気になれば、誰もが病院に行って医師の診察を受けます。しかし、こういった日常生活で起こる「体の問題」については、誰にも相談せずに人知れず悩んでいる人が多いかもしれません。

その一方で、毎日いきいきして目を輝かせ、すべてがうまくいっているように見える人たちがいます。

朝から元気いっぱいで、大事な場面でも緊張せずに堂々と結果を出せる。普通の人が困難に感じていることでも軽々と乗り越えられる。多くの友人に囲まれ、異性からも愛される。誰もがそうありたいと望んでいるはずです。

その差はどこから生まれるのか……大学病院の臨床医を続けながら研究を重ねていった結果、私が達した結論は、**うまくいく人は「軸」がしっかりしている**ということでした。

「軸」とはなんなのかについては第1章でくわしく説明しますが、ひとことでいうと、「自律神経系」の機能が高いということです。

自律神経系が健康に与える影響について、私は『なぜ、「これ」は健康にいいのか？』（サンマーク出版）で説明しました。この本では歌手の郷ひろみさん、ゴルフの石川遼選手、タイガー・ウッズ選手、フィギュアスケートのキム・ヨナ選手など、**一流の人たちはみな副交感神経の働きが高い**ことを明らかにしています。おかげさまで、60万部を超えるベストセラーとなりました。

その後も、私は「ゆっくり生きる」「あきらめる健康法」などさまざまなキーワードで、自律神経系の機能を高めて健康になるノウハウを紹介してきました。

しかし、読者のみなさんからの悩みの相談はなくなりません。「体の問題」で悩んでいる人をひとりでも減らすのが医師の責務です。誰もがいきいきと毎日を過ごせるようにしたい。実際に**副交感神経の機能を高める**には日々何をすればいいのか。子どもからお年寄りまで、誰でも、毎日、気軽にできる方法はないのか……。

そこで私がおすすめするのが、古くからの友人でもあり、多くのトップアスリートを指導している末武信宏医師とともに開発した「**セル・エクササイズ**」です。

◎これまでのエクササイズは間違っている？

現代は空前のエクササイズブーム。書店には数多くのエクササイズに関する書籍があふれています。なかでも人気が高いのが、簡単、お手軽で、お金がかからないエクササイズです。しかし、そのなかには健康被害をもたらすものも残念ながら少なくありません。

たとえば、1951年（昭和26年）に誕生したラジオ体操が最近再び脚光を浴びていますが、もっと効果的な改善方法はないものでしょうか。また、運動前にはストレッチを行うことが常識とされています。

しかし、ラジオ体操やストレッチは、体の一カ所の筋肉を伸ばすもので、全体の筋肉バランスを崩す可能性があります。無理なストレッチで伸びてしまった筋肉はなかなか元に戻らないため、柔軟性が損なわれるとともに可動域が狭まり、動きが悪くなるからです。

そもそも、エクササイズはなんのために行うものでしょうか？

筋力アップのため？　それともダイエットのため？

どちらも違います。**健康のために行うのが「エクササイズの目的」**のはずです。

では、「健康」とは、いったいなんでしょうか？

「健康」とは「**細胞の一つひとつに良質の血液を行きわたらせること**」、つまり「**自律神**

経を整え、体幹を鍛え、軸をつくりだす」ことにあると私は思っています。

では、「自律神経を整え、体幹を鍛え、軸をつくりだす」とは、いったいどういったことでしょうか。簡単にご説明しましょう。

「自律神経を整える」とは、深い呼吸とゆっくりした動作を心がけることで副交感神経の機能を高めることです。そして、腸内環境を整え、血流をよくすることによって「体幹を鍛え」ます。最後に、「不安の原因」を明らかにすることでそれを解消し、体の中に「軸」をつくりだす。

「セル・エクササイズ」は、この考え方を元に生まれた画期的なエクササイズです。

「セル（CELL）」とは細胞のこと。

「セル・エクササイズ」を行うことで、細胞の一つひとつに質のいい血液が流れ、健康で充実した人生を送ることができると、私は信じています。なぜなら、**「セル・エクササイズ」は、医学的な根拠を元に開発され、臨床実験を積み重ね、「副交感神経が上がる」「血流がよくなる」と実証されたものだけを厳選しているから**です。

しかも「セル・エクササイズ」は、われわれがレーシングドライバー、プロ野球選手、プロ格闘家、オリンピック選手、プロゴルファーなど多くのトップアスリートへの指導で身体能力の向上に成功した手法を一般向けにアレンジして、誰でも手軽に身体能力の向上、自律神経機能の向上、ダイエット、ボディメイキングができるように考案しました。アスリートだけでなく、子どもたちの成長のためにもとても有意義で、多くの指導者から推薦の言葉をいただいています。

◎あなたの悩みが限りなくゼロになる「セル・エクササイズ」

「セル・エクササイズ」で、あなたの人生は9割変わります。

自律神経の機能を向上させることは、たんに健康になるだけでなく、集中力を向上させ、感情をコントロールする能力が高まることも、欧米の教育機関での大規模な実験で明らかになってきました。この自律神経機能を向上させることが、「社会で成功するカギ」だと断言する医学者もいるほどです。つまり、ＩＱではなく、ＥＱを向上させるのです。

さらに、高齢者施設での指導でも「運動機能向上とリハビリにも最適だ」という言葉もいただいています。また、**うつ状態の改善、精神的な安定、自律神経機能の向上**などあらゆる可能性が期待できることもわかってきました。現在では多くの老人施設やリハビリ施設、医療機関からの問い合わせも急増しています。

「セル・エクササイズ」は、たんに筋肉や関節が強化されるだけでなく、内臓や自律神経機能を強化することができます。つまり、**肉体であるハードウェアの部分と自律神経であるソフトウェアの部分が強化されます。**

「セル・エクササイズ」は、脳と神経、内臓、筋肉、関節、腱、靭帯《じんたい》が連動してスムーズに動く体をつくりあげることで健康な体を保つことを目標に考えました。**便秘の解消、ダイエット、手先の冷え、むくみの解消**といった女性の悩みにも効果的で、基礎代謝を向上させるだけでなく、内臓の機能も向上させてくれるでしょう。

解剖学、運動生理学、医学、トレーニングを知り尽くした専門医が開発し、トップアスリートから子ども、女性、高齢者まで可能性が実証されているエクササイズはほかにありません。

「セル・エクササイズ」を実践することで、**未然に病気を防ぎ、健康を促進させ、老化を防ぎ、美容の役に立つ。**１００％とまではいえませんが、医学的なデータで証明されているノウハウですから、あなたの人生が9割変わり、悩みが限りなくゼロに近くなることを約束します。

小林弘幸《こばやしひろゆき》

自律神経を整える「1日30秒」トレーニング

人生が楽になるセル・エクササイズ

目次

第1章

体の「軸」を整えて、「心と体のお悩み」を解消！

第2章

「スッキリ快適な一日」を過ごすためのセル・エクササイズ

第3章 「体のお悩み」を解消するセル・エクササイズ

第4章

人生がいまよりもっと楽になるセル・エクササイズ

第5章

セル・エクササイズの効果がもっとアップする「小さな習慣」

第1章

体の「軸」を整えて、「心と体のお悩み」を解消!

「軸」が「心と体」に大切な本当の理由

「健全なる精神は、健全なる身体に宿る」

とは、古代ローマの風刺詩人ユウェナリスの言葉です。

本来の意味は、
もし祈るのであれば、「健やかな身体に健やかな魂が願われるべきである」

だといわれています。

どちらにしても、健全で健やかな体と心は、私たちが幸せに暮らしていくうえで欠かせないものです。ではいったい、健全なる体をつくるには、何が必要なのでしょうか。

私の本をお読みになったことがある方なら、

「自律神経をコントロールする」ことだとお答えになるでしょう。

もちろん正解です。

「自律神経をコントロール」するためには、自律神経のトータルパワー、つまり交感神経と副交感神経の合計点を上げることが必要です。

人間の体はおよそ60兆個の細胞でできています。この細胞に新鮮な酸素と十分な栄養を与えることができれば、自律神経のトータルパワーもアップし、私たちが日々の暮らしのなかで抱えている悩みや不安、ストレスも、たちどころに消えてしまうはずです。

つまり、「質のいい血液を体のすみずみまで流す」ことが、「自律神経をコントロールする」ことだといっても間違いではありません。

しかし、これだけではまだ不十分です。なぜなら、放っておいたら人間の体は10年で15%ずつ自律神経の機能が低下していくからです。そうすると、どうなるのか。

免疫力が低下し、健康が損なわれる危険があります。

さらに体全体の老化が進み、体を思うように動かすことができなくなります。

心の張りも失われ、がんばる気力や集中力にも限りが見えてくるはずです。

そうならないためには、**「意識的に自分の自律神経をコントロールする」ことが大切なのです。**

では、どうやって意識的に自律神経をコントロールしたらいいのでしょうか。

ご存じのように、「意識的に自律神経をコントロールする」といっても、心臓の脈拍や眠っているときの呼吸などを思いのままに操ることはできません。

大切なのは、

「自律神経をコントロールして、体幹を鍛え、体のなかに軸をつくりだす」

このイメージを持つことが、とても大切なのです。

このことの意味がわかって初めて「健全なる体」を手に入れることができると、私は信じています。

第1章では、「自律神経をコントロールする」とは、どういうことなのか。

「体幹を鍛える」とは、何をすべきなのか。

「体のなかに軸をつくりだす」とは、いったいどういった意味なのか。

この3つのテーマを、ページを費やして解き明かしていきたいと思っています。

「自律神経をコントロールして、体幹を鍛え、体のなかに軸をつくりだす」

この極意を手に入れたら、あなたの人生はさらに実りあるものになるはずですから。

自律神経は、体を陰でコントロールする「もうひとつの脳」

さて、まずは「自律神経をコントロールする」ための極意をお話ししましょう。

図1- 自律神経とコントロール

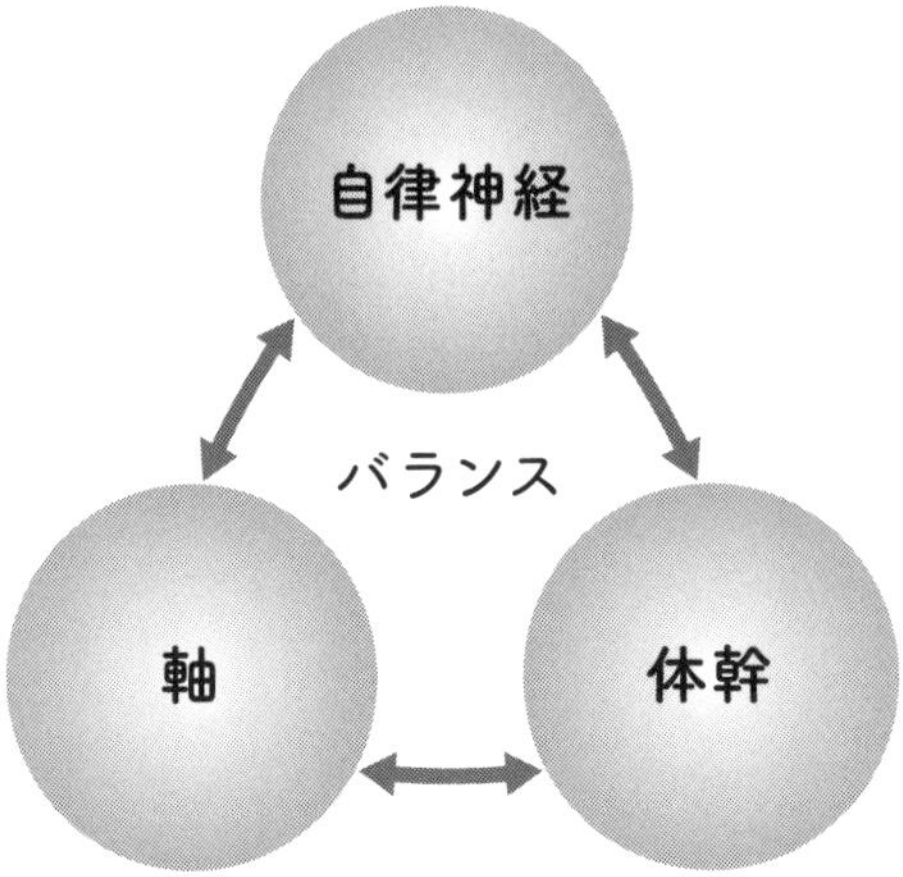

人間の体をコントロールしているのは、脳だけではありません。

脳と同じくらい重要な役割を担っているのが自律神経です。

季節によって気温が変化しても、体温を一定に保つことができるのは自律神経のおかげです。

こうした環境の変化に対応できる人間の能力を恒常性と呼んでいます。

私たちが日常生活であたりまえに維持している呼吸や血液の循環、消化吸収、新陳代謝、免疫力などは、すべて自律神経がコントロールしています。

自律神経には「交感神経」と「副交感神経」という相反する2つの神経が存在します。

この2つの神経は、いったいどういった働きをするのでしょうか。

交感神経が働くと私たちはアクティブになり、副交感神経が働くと私たちはリラックスすることができます。

車にたとえると、アクセルとブレーキの関係にあたります。

しかも、朝から夕方までは交感神経が優位になり、夕方から夜にかけては副交感神経が優位になる特性を持っていることがわかりました。

つまり、**生活習慣を改めるだけで、自律神経が驚くほど活性化して、改善される**ことがデータでわかってきたのです。

ちなみに、目に見えない自律神経をどうやって「データ化」するのか、その方法をここで紹介しておきましょう。

旧ソビエト連邦によって開発された「心拍変動解析」という方法を用いて、自律神経の2つの神経である「交感神経」と「副交感神経」の値を計測していきます。

まず、耳と指先にセンサーをつけて脈拍を測ります。人間の脈は一定の間隔を刻んでいると思われがちですが、じつは違います。

微妙な差＝「脈拍の揺らぎ」が表れているのです。

図2- 神経のしくみ

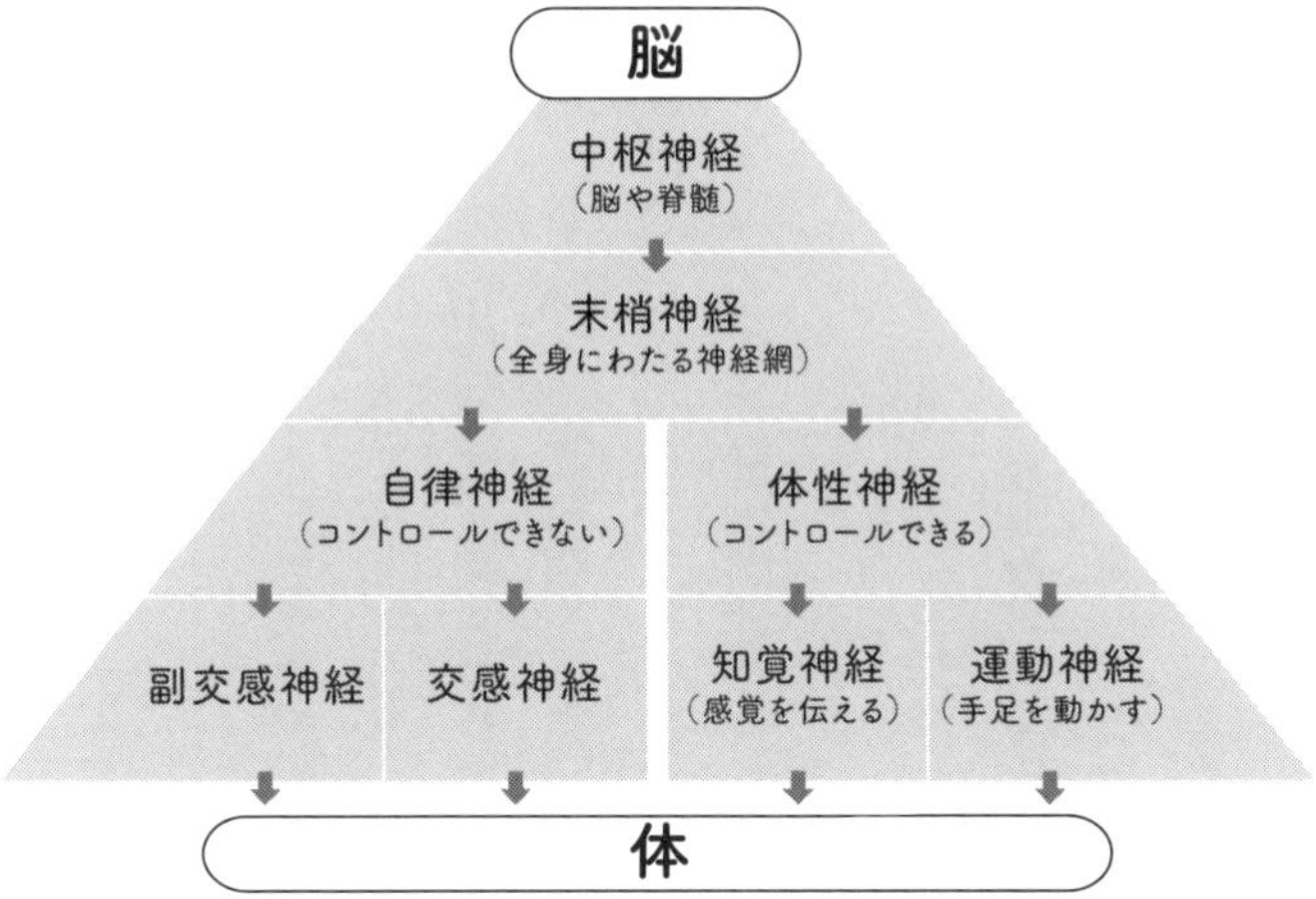

その「脈拍の揺らぎ」を決めているのが、何を隠そう自律神経なのです。

この「脈拍の揺らぎ」をプリズムにとおして解析したものが「交感神経」と「副交感神経」のデータというわけです。

少し難しい話をしましたが、自律神経がデータ化されることによって、いままでわかっていなかった体のメカニズムが次々に明らかになってきました。

自律神経こそが、私たちの体を陰で操る「もうひとつの脳」といっても過言ではありません。

交感神経と副交感神経の「4つのタイプ」

自律神経を計測すると、次の4つのタイプに分かれていることがわかりました。

タイプ①――交感神経、副交感神経、ともに高い
タイプ②――交感神経が高く、副交感神経が低い
タイプ③――交感神経が低く、副交感神経が高い
タイプ④――交感神経、副交感神経、ともに低い

4つのタイプのうち、最も自律神経の状態がいいのが、**タイプ①**の交感神経と副交感神経がともに高い状態にある場合です。その反対によくないのが、**タイプ④**の両方とも低い場合です。

交感神経と副交感神経のバランスは「1対1」が理想だといわれています。差があったとしても「1対1・5」までが限界です。これ以上差が開いてしまうと、体が不調を訴え

図3- 自律神経の4状態

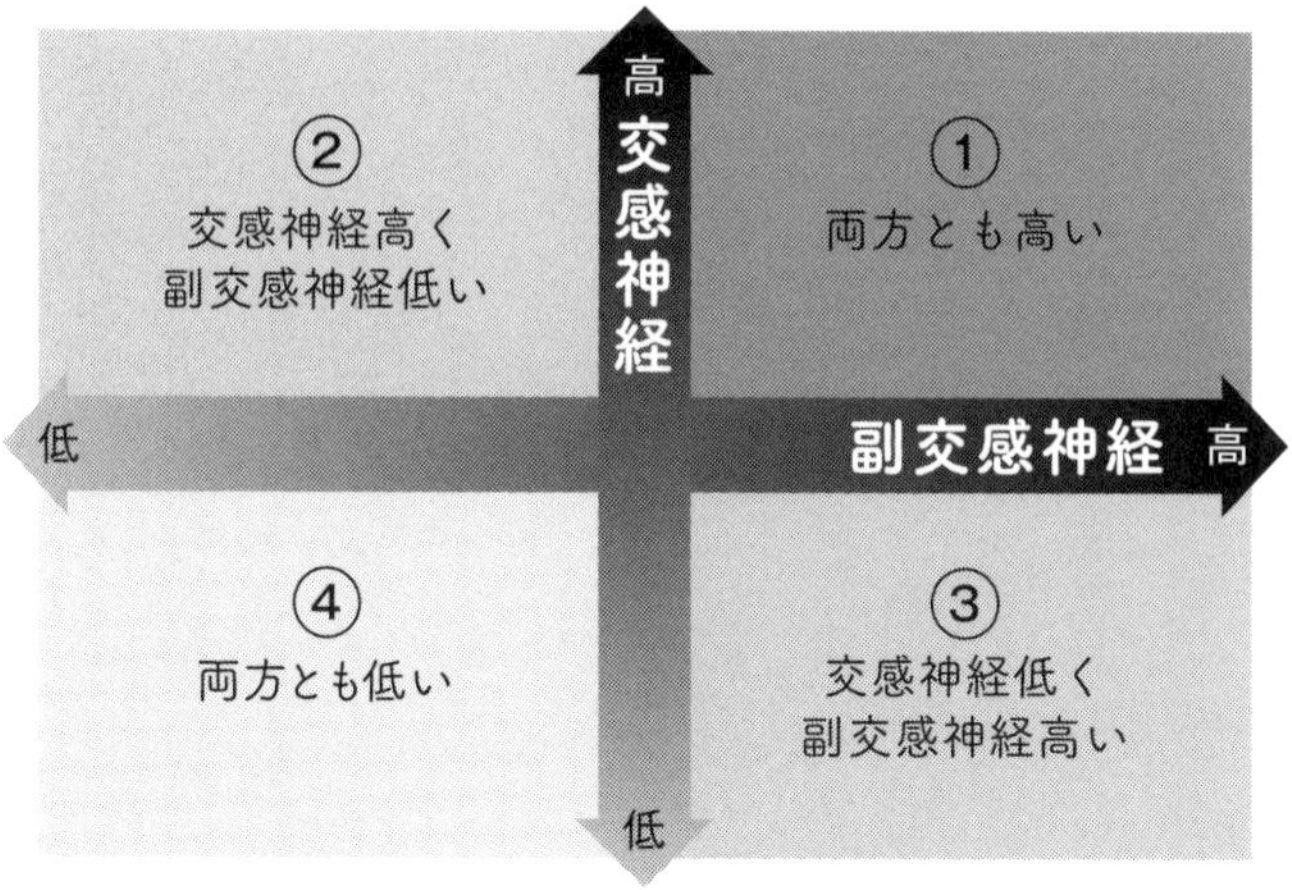

ます。

　では、交感神経と副交感神経のバランスが崩れた場合は、どうなるのでしょうか。

　たとえば、**タイプ②**の人は交感神経が高く、副交感神経が低いので病気にかかりやすく、反対に**タイプ③**の人は、副交感神経が高い分、アレルギー疾患を起こしやすく、うつになる傾向があるといわれています。

　なぜ、このようなトラブルが起きるのでしょう。

　その原因は、血液のなかに含まれる「白血球」という成分にあります。

　白血球には、細菌など比較的大きな異物を処理する「顆粒球《かりゅうきゅう》」と、ウイルスなど比較的小さな異物を処理する「リンパ球」の2つがありますが、交感神経が高まると「顆粒球」が増え、副交感神経が高まると「リンパ球」が増える特性がわかっています。

つまり、交感神経が高まり「顆粒球」が増えすぎると、活性酸素が放出され、身体が酸化し、かえって免疫力を下げてしまう結果になるのです。

反対に、副交感神経が高まり「リンパ球」が増えすぎると、抗原に対して敏感になりすぎて、疾患アレルギーを起こしやすくなってしまいます。

このように、交感神経と副交感神経がともに高い場合は免疫力が高まりますが、バランスが崩れると、思わぬ病気を引き起こすことがわかってきたのです。

さらに自律神経のデータを集めていくと、思いもよらない結果が明らかになりました。

自律神経を整えれば「老化」も防げる！

私たちは、自律神経のデータをとり始めたころに、

「自律神経は、年を重ねるごとに、交感神経と副交感神経がともに低下する」

という仮説を立てて、大規模な調査を進めてきました。

ところが、実際に調査を進めると、思わぬ事実が明らかになりました。交感神経のレベルは、年齢を重ねても、男女ともにあまり低下することがなかったのです。しかし、副交感神経は、男女ともに急降下する年齢があることに気がついたのです。

それは、男性は30歳を過ぎたころ。そして、女性は40歳を過ぎたころです。

なぜ、男女でこれほどの差が生まれているのでしょう。

私自身のことを思い返してみると、体力や気力の急な衰えを感じたのは、たしかに30歳を過ぎたころでした。徹夜をしても平気だった20代に比べ、30代になると、睡眠をしっかりとらないと無理のきかない体になっていました。これも急激な副交感神経の低下による自律神経の乱れが原因ではないでしょうか。

女性の更年期障害の症状が表れる年齢も40歳を過ぎたころが多いといわれています。これも40歳を過ぎて副交感神経が低下し、自律神経のバランスが乱れ、ホルモンのバランスが崩れたことに原因があるのではないでしょうか。

さらに、男性の副交感神経が女性より10年あまり早く下がる結果を見て、**私は男女の平均寿命の差にも、副交感神経が急激に低下する年齢が何か関係しているのではないかという仮説を抱いています。**それほど、副交感神経の低下による気力や体力の衰えは隠しきれないものです。しかも、冒頭でお話ししたとおり、自律神経はケアしなければ10年でおよそ15%ずつ交感神経と副交感神経の合計点、つまり自律神経のトータルパワーが下がっていくことがわかってきました。

何もしなければ、免疫力の低下に伴って病気を発症する可能性が増え、老化も進み、健康で豊かな人生を送ることもままなりません。では、私たちはどうやって自律神経の低下を食い止めたらいいのでしょうか。そのひとつが生活習慣の改善ですが、これは第5章でくわしくお話ししましょう。ここで取り上げるべきテーマは、**交感神経と副交感神経の合計点、つまり自律神経のトータルパワーを上げる方法**なのです。

そこで欠かせないのが、「質のいい血液を体のすみずみまで流すこと」なのです。

「笑顔」が自律神経をパワーアップさせる理由

自律神経のトータルパワー、つまり交感神経と副交感神経の合計点を上げるために必要な要素は、ただひとつ、**「質のいい血液を体のすみずみまで流すこと」**。これに尽きます。

人間の体は、およそ60兆個の細胞でできています。この細胞に新鮮な酸素と十分な栄養

図4- 自律神経のトータルパワー

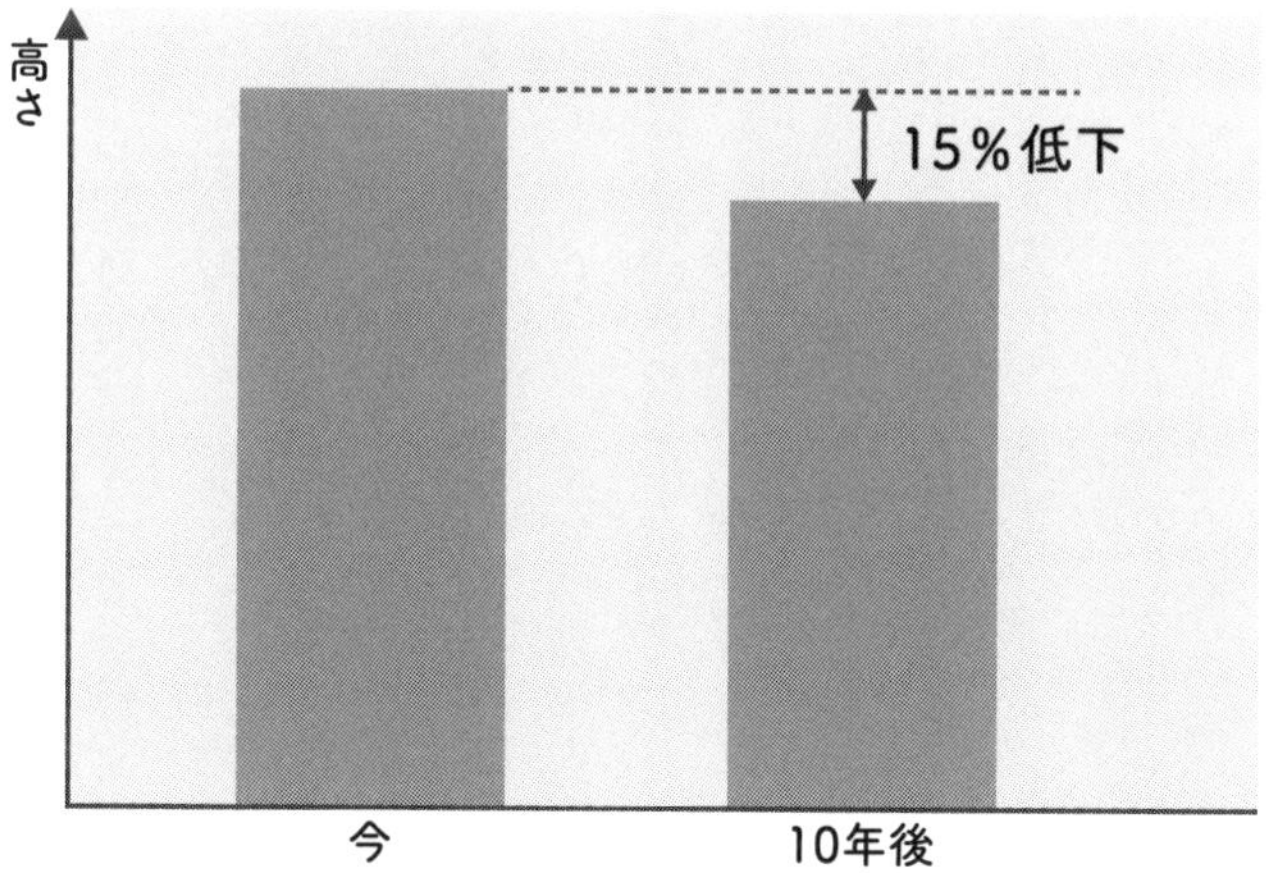

を与えることができれば、自律神経のトータルパワーがアップし、私たちが日々の暮らしのなかで抱えている悩みや不安、ストレスもたちどころに消えてしまうはずです。

ここで自律神経と血流の関係を押さえておきましょう。

交感神経が高まると、血管が収縮して血圧が上がり、血流が早くなります。

反対に、副交感神経が高まると、血管が弛《し》緩《かん》して血圧が下がり、血流が多くなります。

どちらも血流は増えていますが、交感神経が勝っている状態が長く続くのは、体にとって危険です。なぜなら、細くなった血管のなかを血が流れていくため、血管の内壁にあたる血管内皮細胞を傷つけてしまい、血栓をつくる危険性が非常に高くなるからです。

つまり、自律神経のバランスを崩し、交感神経が高い状態が続くと、血栓ができやすい血管になってしまい、脳梗塞や心筋梗塞といった病気になりやすくなるのです。年をとるごとに副交感神経の機能が低下すると脳梗塞や心筋梗塞に苦しむ人が多いのは、そのせいです。

そして、体のすみずみまで栄養を供給しているのは毛細血管です。自律神経のトータルパワーを上げるためには末梢の毛細血管まで質のいい血液が流れていなくてはなりません。

さらに自律神経の計測が可能になり、こうした自律神経の機能が喜怒哀楽によっても大きく変わることがわかってきました。

いちばん気をつけなければならないのが怒りの感情です。人間は怒りをあらわにすると、交感神経が過剰に緊張して血管が収縮してしまいます。そうすると、血液のなかの酸素を運ぶ赤血球や白血球、血小板などが壊れ、体のなかを流れる血液がドロドロになってしまいます。こうなると、途端に毛細血管の血流が悪くなるのです。年をとると怒りっぽくなるのは、加齢によって副交感神経が低くなっているせいでもあるのです。

逆に、一瞬にして副交感神経を上げてしまう動作があるのをご存じですか？

それが「笑い」です。**自律神経の計測データによると、心から笑う笑顔はもちろんのこと、口角を上げるつくり笑いでも副交感神経が上がるというデータが出ています。**

「笑う門には福来る」とは、よくいったものですね。

体の「軸」は、いい腸内環境から生まれる

さて、自律神経のトータルパワーを上げるための自律神経と血流の関係については、これでよくおわかりだと思います。

では、いい血流をつくりだす源となる「質のいい血液」は、いったいどうやってつくられているのでしょうか。食物の栄養を吸収しながら血液をつくりだしているのは腸です。

そして、血液の質は腸内細胞菌のバランスによって決まるものです。通常、腸内には善玉菌が2割、悪玉菌が1割、残りの7割は腸内環境によって善玉菌にも悪玉菌にもなる日《ひ》和《より》見菌《みきん》と呼ばれるものです。

腸内環境を整え、乳酸菌などの善玉菌を増やせば、栄養分を吸収した血液は質のいい血液となります。逆に悪玉菌が増えると血液の質は悪く、感染症やアトピー性皮膚炎、大腸

図5- 怒りと笑いのパワー

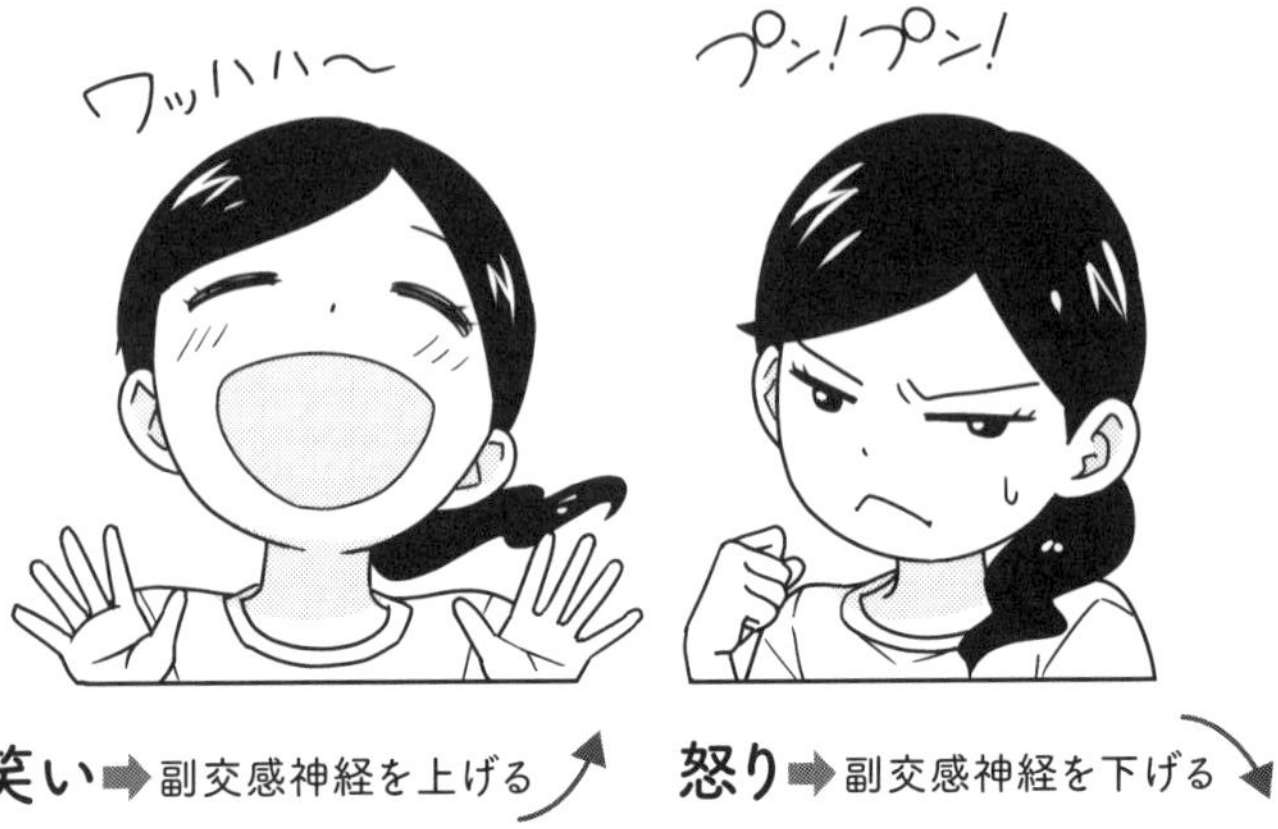
ワッハハ〜
プン！プン！
笑い➡副交感神経を上げる
怒り➡副交感神経を下げる

ガンなどの原因になる恐れがあります。つまり、「質のいい血液」はいい血流を生み出し、自律神経のトータルパワーを高めてくれるのです。

　しかし、脳と腸は太いパイプでダイレクトにつながっています。そのため、脳で感じたストレスは自律神経を通じてダイレクトに腸に伝わるため、便秘や下痢など病気の原因になる場合があるのです。つまり、**腸内環境を整えることが自律神経を整えることにもつながるのです。**たとえば、腸内トラブルの最たるものが便秘です。交感神経が過剰だと「腸が動かなくなるタイプの便秘」になり、副交感神経が過剰だと「腸が収縮するタイプの便秘」になります。いずれにしても、自律神経のバランスが崩れると、頑固な便秘になることは間違いありません。

便秘を解消するには、自律神経のバランスを整えることと、ビフィズス菌などの乳酸菌をとって腸内善玉菌を増やすことが大切です。ですから、**自律神経が崩れたときは腸内細菌のバランスをよくする乳酸菌を意識的によくとって善玉菌を増やすと、血液がきれいになり、自律神経のバランスもよくなるのです。**そうすると、血流が改善され、毛細血管まできれいな血液が流れるので、腸管での血液吸収もよくなり、肝臓や心臓、腎臓の状態もよくなります。

これが、じつは私がいいたかった、「自律神経を整え、体幹を鍛える状態」なのです。

では、なぜ腸内環境を整え、血流をよくすることが「体幹」を整えることになるのか。

次に、そのあたりをご説明しましょう。

「体幹を鍛える」のがいいって本当？

「体幹」とは、頭や手、足などを除く部分のこと。この部分は背骨と数多くの筋肉に覆われ、体をコントロールするうえでとても大事な部位です。

「体幹」が安定していることで、手足をバランスよく使ってパワーを引き出すことができるのです。そのためにパフォーマンス・アップにつながるといわれてきました。

この「体幹」を鍛えるトレーニングもいろいろありますが、私はつねづね「体幹トレーニング」には疑問を持っています。なぜなら、「体幹トレーニング」には通常のトレーニングのようなデータがありません。ですから、そのトレーニングが本当に役に立っているのかどうか、自己満足で終わらせず、よく自分で検証してみる必要があります。

なかには「体幹」とインナーマッスルを同じものと誤解されている方がいますが、この2つはまったく違うものです。

インナーマッスルとはインナー、つまり内部の筋肉のこと。わかりやすくいうなら、体の表面近くにある筋肉＝アウターマッスルが大きな力を出すことができる筋肉としたら、奥にあるインナーマッスルは体を回転させるなど動作を補助するため、姿勢を維持するための筋肉のことを指しています。インナーマッスルとアウターマッスルのバランスがとれた筋肉ほど、よりすぐれたパフォーマンスが発揮できると考えられています。

さて、話を「体幹」に戻しましょう。外科医である私は「体幹」と呼ばれる部位の中身

図6-腸内環境を整える＝体幹を鍛える

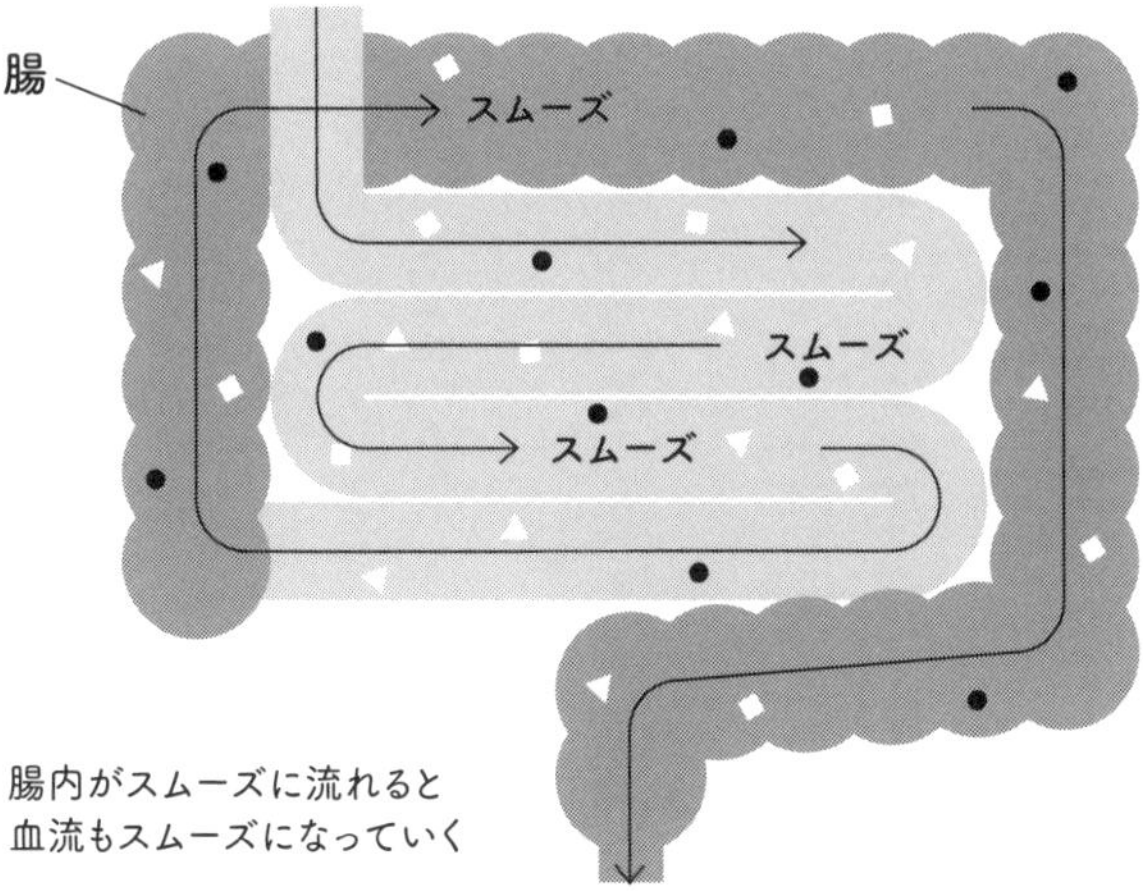

腸内がスムーズに流れると
血流もスムーズになっていく

を、手術をとおして実際にこの目で見ています。「体幹」とは背骨と内臓器官以外はまったくの空洞にすぎません。そこをいったい、どうやって鍛えればいいのでしょうか。

腸には筋肉がありますが、内臓自体は筋肉ではありませんから、筋力を高めるためのエクササイズをしても、まったくナンセンスです。つまり、「体幹トレーニング」とは、具体的な部位を鍛えるのではなく、「**腸内環境を整え、血流をよくすること**」。

それが、「体幹」を整える意味ではないかという結論に私はいたりました。

腸内環境を整えることできれいな血液が生まれ、血流が整えられることで自律神経をコントロールして、何歳になっても健康で前向きの生活が送れるようになるのです。

これをアスリートに当てはめてみましょう。指先や足先の毛細血管まできれいな血が行き届いた状態ができあがり、自律神経も整いました。「自律神経を整え、体幹を鍛えた」あなたは、万全の準備をして人生の大一番に臨もうとしています。果たして、あなたはこのまま最高のパフォーマンスを見せることができるでしょうか。

残念ながら、私から見たら、これではまだまだ不完全なのです。

なぜ「ちょっとしたこと」で、自律神経が乱れるの？

いまのあなたは、準備は万全でも、何かひとつ想定外なことが起きてしまうと、せっかくここまで整えてきた自律神経が乱れ、鍛えた体幹も一瞬にして消えてしまうかもしれません。自律神経はとても繊細です。心に不安が芽生えただけで、たちまち呼吸が乱れ、交感神経が高まり、たちまち乱れてしまうでしょう。

たとえば、大切な商談の前に、あなたの同僚がひとこと弱音を吐いたとしましょう。それだけで、完璧に整えたはずのあなたの自律神経が乱れてしまう場合もあるのです。

しかも、あなたがその場で同僚に対して怒りをあらわにしたら、いったいどうなるでしょう。たちまちあなたの交感神経は上昇して、大切な商談を棒に振ってしまう危険性すらあるのです。

これは、決して脅かしではありません。私たちの調査によると、**怒りによって乱れた自律神経は3時間から4時間は元に戻りません。**一度上がってしまった交感神経は、ちょっとやそっとでは元に戻らないことが、データでもはっきり出ているのです。

そうした場合の対処法については、このあと、くわしくお話ししましょう。

それより、自律神経を整え、体幹を鍛えたはずのあなたが、なぜ、もろくも一瞬にして、すべてを失ってしまったのでしょうか。

その理由は、**あなたの体に「軸」ができていなかったからです。**

「軸」といっても、何か確固たる心の支えや背骨のようなものではありません。

「軸」とは60兆個の細胞にきれいな血液が行きわたり、揺るぎない自信にみなぎった状態とでもいったらいいのでしょうか。よくアスリートたちが「ゾーンに入った」といっている状態のことです。野球の1000本ノックで自然に体が動くようになり、いままで捕れなかったボールに手が届く、あの感覚とでもいったらいいのでしょうか。この状態に入ると、ちょっとやそっとでは自律神経を乱されることはありません。

この「軸」は最初から備わっているわけではありません。

「軸」とは、自律神経を整え、体幹を鍛えた、そのうえでつくりだすものなのです。

「不安」が消えれば、いい「軸」ができる

もう少しくわしく「軸」のつくり方についてお話ししましょう。

「軸」とは、先ほどお話しした「ゾーン」に入ること、すなわち「第三者的に冷静に自分を見つめられる」境地に自分を置くことです。それなら、この「第三者的に冷静に自分を見つめられる」境地に入るためには、いったい何をしたらいいのでしょうか。

その答えは簡単です。自分のなかに浮かび上がる「不安」の2文字を消し去ることです。

もっというなら、「不安が消える」のと同時に、「軸ができあがる」と思ってください。

では、医学的に、この不安を消すためには、どうしたらいいのでしょうか。

その答えも簡単です。十分にいい血液が全身に流れると、不安は瞬く間に消えます。

逆にいうなら、不安が生まれた瞬間に、血液は流れなくなるのです。

図7- 不安がない＝軸ができる

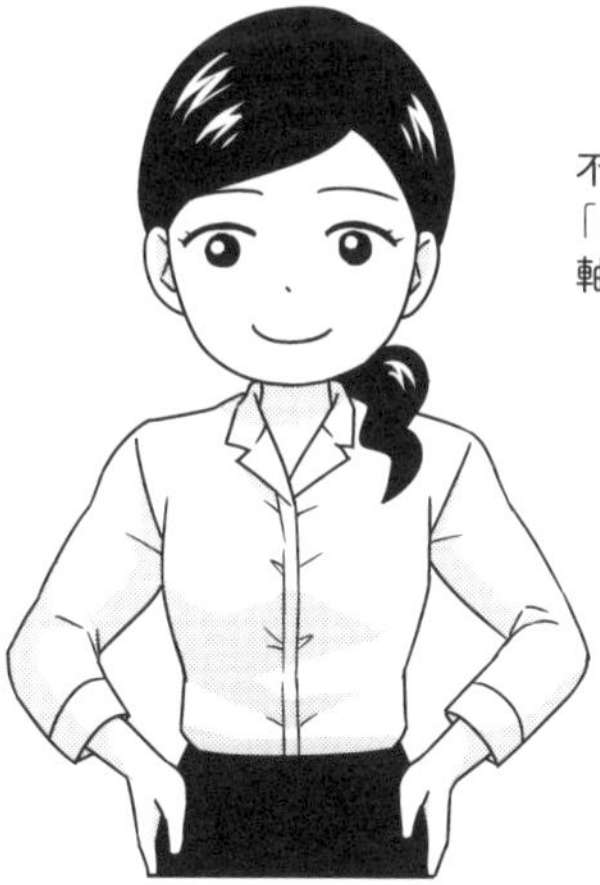

不安な気持ちがない
「自信」のある状態だと
軸ができやすい

こうした不安を取り除き、「軸」をつくりだすためには自律神経、とりわけ副交感神経を高いレベルで保つことが大切なのです。

たとえば、小学校に入る前に、みなさんも自転車に乗る練習をしたことがあるはずです。最初のうちは補助輪をつけて、基本的な走り方やバランス感覚を身につけましたね。しかし、いざ補助輪をはずして走ってみると、バランスを崩してしまったはずです。その理由は、決してあなたの運動神経が悪かったからではありません。補助輪なしで走る不安が、あなたの自律神経を狂わせていたのです。

では、あのときに生まれた「不安な気持ち」を、あなたはどうやって解消したか覚えていますか。不安な気持ちを抱いたまま、やみくもに補助輪をはずして走ってみても、いい結果は生まれません。私の場合は、補助輪をつけて何度か練習を重ねたあと、私に内緒で父が補助輪の位置を高くずらしてくれたおかげで自転車に乗れるようになりました。

つまり、**自転車の乗り方を体で覚えたあと、不安を取り除いたからこそ、私は自転車に乗ることができたのです。**

まさにこの一瞬が、「不安が消えて、軸ができあがった」瞬間なのです。

補助輪がなくなったことに気がついた私は一瞬、パニックに陥りましたが、補助輪なしでも走れる自信から「軸」ができあがり、もはや自律神経を乱すこともありませんでした。

そのあと、自転車が私の手足の一部になったのはいうまでもありません。

ではいったい、どうやって「軸」をつくりだしたらいいのでしょうか。

不安は「ゆっくり深呼吸」で解消

先ほどの自転車の話ではありませんが、**「不安を消して、軸をつくりだす」ために必要なのは副交感神経を高めること**であることは、ご理解いただけたと思います。

では、副交感神経の機能を一瞬にして高めるには、いったいどうしたらいいでしょうか。

先ほどまで「いい血液を全身に流すこと」だといっていたじゃないかと思われる方もいるかもしれません。もちろん、それが大前提であることに変わりはありません。

血流をよくするために一から生活習慣を改めていては、この一瞬を争う時代には、とても間に合いません。

そこで、とても重要なのが「呼吸法」です。

22ページでご紹介しましたが、自律神経の働きが計測できる機械が開発されたことによって、呼吸が体にどんな影響をおよぼすのか、医学的にも明らかになりました。

この機械の開発によって、呼吸と血流に関する驚くべき事実が判明したのです。

その事実とは、呼吸を止めた瞬間に末梢血管に血液が流れにくくなる、つまり、息を止めた瞬間に、あなたの体に「不安」の2文字が浮かび上がるという衝撃の事実です。

私たちは、知らず知らずのうちに緊張すると、呼吸が浅く速くなり、交感神経が異常に高まります。そうすると、体も頭も血流が悪くなって低酸素状態となり、パニックに陥る危険すらあります。不安やプレッシャーに追いつめられたりしたときも同じです。

こういったときは、当然ながら脳の思考力、判断力、発想力なども低下してしまいます。

不安はますます募り、脳はパニック寸前の状態です。

こういった危機的状況を一瞬にして改善する方法が、**「1対2の呼吸法」**です。

まず、鼻から空気を3～4秒かけてゆっくり吸い込んでください。そして、その倍の時間をかけて、吸った息を6～8秒かけて口からゆっくり吐き出してください。こんな簡単な呼吸法を2分から3分続けるだけで副交感神経が高まり、全身の血管が開き、毛細血管まで血流がよくなります。

しかも、血流がよくなると、筋肉が弛緩して、体はたちまちリラックスします。

では、なぜこんな簡単な呼吸法で副交感神経が高まるのでしょうか。それは、**頭と胴体をつないでいる頸部《けいぶ》にある「圧受容体」と呼ばれるところが反応して副交感神経を高めてくれる**からです。また、呼吸によって大きな心拍変動を生み出すことも、要因のひとつです。これこそまさに呼吸法によるマジックです。

「ゆっくりした動き」で、負のスパイラルから脱出！

副交感神経を高めるマジックのひとつが呼吸法なら、もうひとつはなんなのか。みなさ

図8-1対2の呼吸法

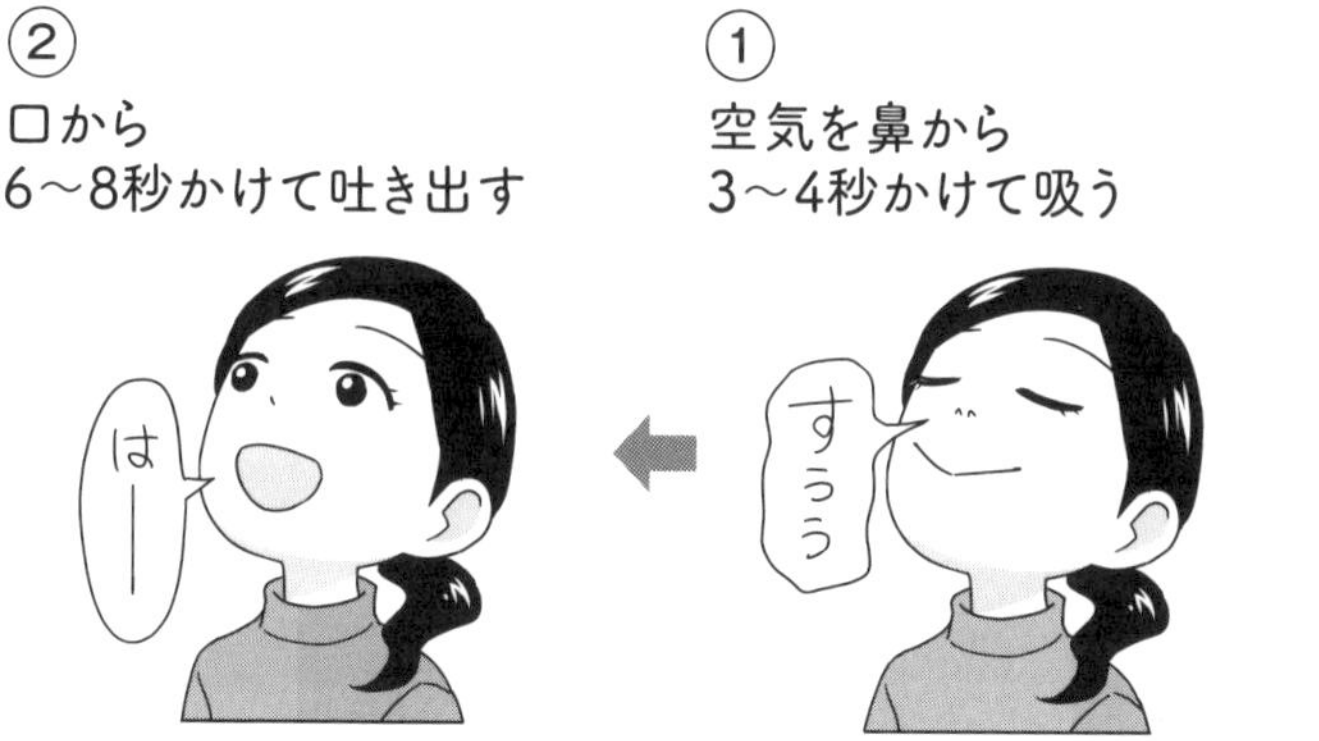
①
空気を鼻から
3〜4秒かけて吸う
すうう
②
口から
6〜8秒かけて吐き出す
はーー

危機的な精神状態を一瞬で
改善するのが1対2の呼吸法である

ん、おわかりですか。

私がその答えを見つけたのは、慶應義塾大学ラグビー部のスポーツドクターとして2007年に全国大学選手権で準優勝を果たしたときのことです。

そのころ、自律神経を機械で測れるようになり、**「ゆっくり動く」ことが副交感神経を高め、スポーツ選手のパフォーマンスを上げるカギを握っている**ことに気がついた私は、慶應義塾大学ラグビー部の選手たちに「意識的にゆっくり動くこと」を指導しました。そうすると、選手たちの好不調の波がとても小さくなったのです。

これはスポーツ選手だけに限りません。人間はプレッシャーがかかればかかるほど呼吸が止まってしまうものです。そうすると、血流も止まり、自律神経が乱れ、たちまち思考能力もストップしてしまいます。これでは大切なプレゼンや試験で実力を発揮することなどとうてい無理です。

こうした負のスパイラルを抜け出すには、「ゆっくり動く」ことで呼吸を安定させ、自律神経を整え、血流をよくするよりほかに方法はありません。それでも緊張がほぐれないときは、空を見上げることを私はすすめています。

大事なプレゼンや試合の前に空を見上げ、青い空や白い雲、そよぐ木々の葉を眺めて季節を感じるだけで、副交感神経がグンと高まり、自律神経のバランスが整うものです。

疲れがたまっている場合は、忙しい仕事の合間を見て1泊2日で温泉に行くだけで自律神経のバランスはたちまち回復します。

そんな時間もとれないほど仕事が忙しく、悩みやストレスを抱えている場合は、ほんの1、2時間でもかまいません。自然のなかに身を置いてみてください。必ずリフレッシュすることができるはずです。

そんな時間もないとため息をつくそこのあなた。じつはその「**ため息**」**こそ、心と体をリセットして、血流をよくして副交感神経の機能を高めてくれる**のをご存じですか。

図9-ため息は自律神経を整える

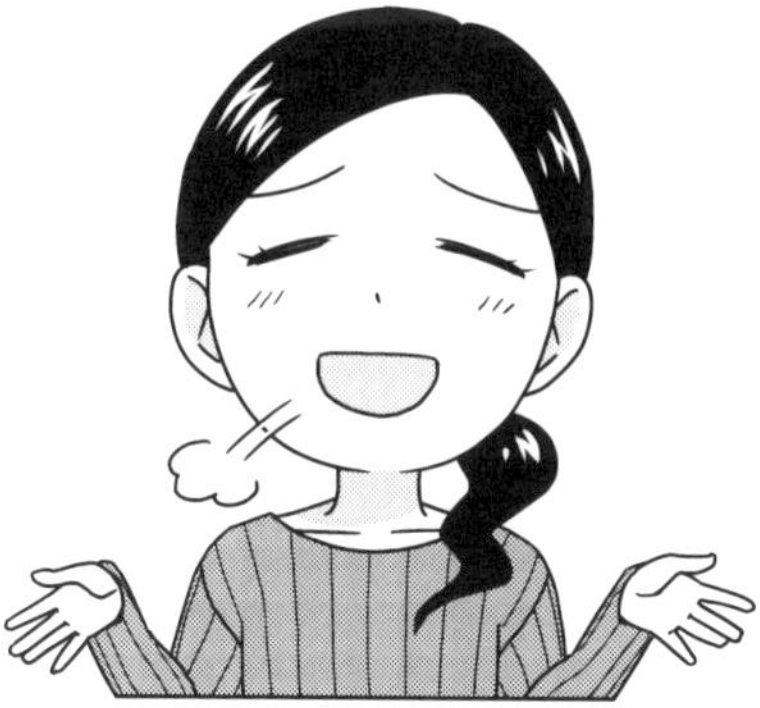

ため息は滞ってしまった
血液の流れをよくする

ため息をつくことで、疲労やストレスのために滞ってしまった血流をよくして、副交感神経の機能を高め、自律神経の乱れを整えてくれるのです。

「ため息をつくと幸せが逃げる」といいますが、とんでもないことです。

ため息こそ、頭痛や肩こりなど肉体的な不調を吹き飛ばし、幸せを呼び込む「打ち出の小槌」なのかもしれませんよ。

お医者さんが発見したストレスを感じる「5つの原因」

「1対2の呼吸法」と「ゆっくり動く」ことで副交感神経を取り戻すことに成功したあなた。しかし、これで不安の2文字が絶対に浮かび上がってこないと断言することはできません。

そのためには、ストレスの多い社会に暮らしながら、どうやって平常心を保ったらいいのでしょうか。長年、自律神経のデータをとっているうちに、私はストレス社会を生きていくためには、まずストレスによって生まれる「不安」を意識することが大切なのではないかと考えています。**平常心を保つためには、「不安を意識する」ことで、すでに問題の50%は解決していると考えても間違いではありません。**

ここまでくれば、「ゆっくり動くこと」プラス「1対2の呼吸法」で残りの50%も必ずリカバリーできるはずです。では、いったい平常心を保つために、どんな「不安」を意識したらいいのでしょうか。

私は、「不安」には次の5つの要素があると考えています。

①余裕がないとき
②自信がないとき
③未知のものに遭遇したとき
④体調が悪いとき
⑤環境が悪いとき

時間に余裕がないときや自信が持てないときは当然、不安が頭をもたげてくるはずです。

初対面の人に会うときや、体調や環境が悪いときは、不安が交感神経を高め、副交感神経のレベルを下げるため、いつもの実力が発揮できないものです。

いずれにしても、この5つの「不安の要素」に出会った瞬間に自律神経が乱れ、いままでできあがっていた「軸」があっけなく崩れ去ってしまうのです。

そういった場合に大切なことは、**まず「不安の根源」を明らかにすること**です。

「初対面の人に会うのに、時間に余裕がなく、体調もすぐれない」となったら、あなたの自律神経は乱れたままパニックに陥るに違いありません。でも、もし事前に意識していたら、あなたの不安は半減するはずです。そのうえで3つの不安のうち、**体調を整え、時間を調整することができたら、あなたの不安はほぼ解消したも同然なのです。**

アスリートも実践している「セル・エクササイズ」

「自律神経を整え、体幹を鍛え、軸をつくりだす」

この極意をご理解いただけたでしょうか。

深い呼吸とゆっくりした動作を心がけることによって、副交感神経の機能を高める。

次に、腸内環境を整え、血流をよくすることによって、体幹を鍛える。

そして最後に、「不安の根源」を明らかにすることで不安を解消して「軸」をつくりだす。

この3つのプロセスを経て、トップアスリートたちはいとも簡単に「ゾーン」と呼ばれる領域に足を踏み入れ、最高のパフォーマンスを手に入れているのです。

しかし、このくだりだけ読まれた方は、選ばれたトップアスリートだけが身につけることができる特別な極意ではないかと勘違いされるかもしれません。

そんなことは決してありません。

図10-さまざまな不安の根源

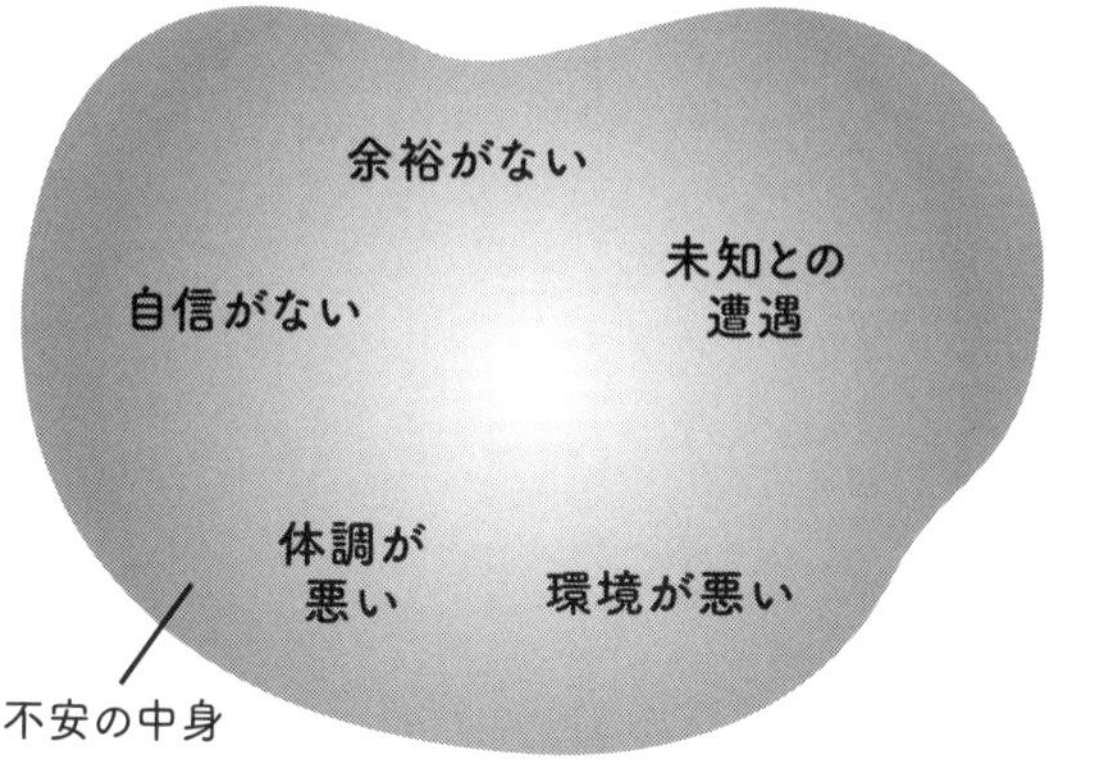

「自律神経を整え、体幹を鍛え、軸をつくりだす」

この一連の流れこそ、未然に病気を防ぎ、老若男女すべての健康を促進させ、老化を防ぎ、美容にも役立つキーポイントでもあるのです。

そのサポートを行うのが、第2章から第4章までにご紹介する**「セル・エクササイズ」**です。先述のように、「セル・エクササイズ」の「セル（CELL）」とは細胞のこと。

「細胞の一つひとつに質のいい血液が流れていれば、人は健康で充実した人生を送ることができる」

「セル・エクササイズ」は、この考え方を元に生まれた画期的なエクササイズなのです。

自律神経と体の関係は、パソコンのソフトウェア（OSやアプリケーションソフト）とハードウェア（本体）の関係によく似ています。もしパソコンの機能を高めたいのなら、ソフトウェアをバージョンアップするのが鉄則です。

同じように、体をいまより健康にしたい、機能を高めたいと思うなら、体の自律神経の機能を高めることが大切なのです。

しかも、「セル・エクササイズ」は、医学的な根拠を元に開発され、臨床実験を積み重ね、「副交感神経が上がる」「血流がよくなる」と実証されたものだけを厳選しています。

そのうえ、**ゆったりできるものばかりなので、子どもから大人まで無理なく続けることができます。**もちろん、**自律神経を整えて、心身の根幹からバージョンアップできるため、トップアスリートたちからも熱い支持を受けています。**

セル・エクササイズで改善できる「7つのお悩み」

では、「自律神経を整え、体幹を鍛え、軸をつくりだす」ために私たちが考案した「セル・エクササイズ」で改善できる「7つのお悩み」についてお話ししましょう。

①太りやすい

太る原因は血流の悪さ。血流がよくないと本来エネルギーになるはずの栄養素が蓄積され、内臓脂肪や皮下脂肪にされてしまいます。セル・エクササイズによって自律神経の機能を高めると、血流が促進され、基礎代謝がアップして、やせやすい体になることができます。

②お腹の調子が悪い

セル・エクササイズで腸の動きをコントロールしている副交感神経の機能を高めることによって、次第に腸内の善玉菌が増え、血流もよくなります。そうすると、便秘や下痢などの腸の不調をはじめ、肌荒れ、免疫力の低下、不眠などが見事に解消されます。

③風邪をひきやすい

自律神経が乱れると、たちまち免疫力がダウン。風邪やガンなどを患うリスクが高まります。セル・エクササイズを行うことで自律神経が整い、白血球中の顆粒球とリンパ球のバランスがよくなり、免疫力もアップ。病気知らずの体を手に入れることができます。

④ぐっすり眠れない

加齢とともに下がり続ける副交感神経。セル・エクササイズを行うことで副交感神経が高まり、心と体が「覚醒モード」から「リラックスモード」にスムーズに切り替わり、寝つきの悪さや、夜中に何度も目が覚めるなどの睡眠にまつわる障害も解消されます。

⑤肩こりや腰痛がひどい

セル・エクササイズによって「深く、ゆっくりした呼吸」ができるようになると、胸部を使うので猫背が改善され、正しい姿勢が身につきます。姿勢がよくなることで、首や肩のこり、腰痛が解消されます。

⑥緊張しやすくストレスに弱い

緊張から交感神経が高まると、呼吸が浅く、速くなり、途端に酸素濃度が低下します。細胞に十分な酸素が送られないために不安が生まれ、「軸」が消え、最高のパフォーマンスを発揮することができません。セル・エクササイズによって全身の細胞にいい血液がめぐることで、緊張やストレスに強い自分になることができます。

⑦加齢によるさまざまな変化

自律神経の力は、そのままにしておくと10年で15%ずつ低下していきます。セル・エクササイズを取り入れて副交感神経を高めることでホルモンのバランスが整い、肌や髪の毛もツヤツヤ、いきいき。いつまでも若々しくいることができます。

さまざまな可能性が医学的に認められている「セル・エクササイズ」。いますぐ始めてみてはいかがですか。

第2章

「スッキリ快適な一日」を過ごすためのセル・エクササイズ

セル・エクササイズ①――スッキリ目覚める

朝の目覚めは、その日一日を占う意味でとても大切です。

6時間から7時間、ぐっすり眠った翌朝は、副交感神経も高まり、スッキリした朝を迎えられるはずです。**慌てて布団《ふとん》から出たりせず、今日一日の予定を頭のなかで思い描きながら、ゆっくり起き上がってください。**

眠っている間は、体の筋肉が萎縮して硬くなったままの状態です。血のめぐりもよくありません。**「全身伸ばし（左右）」**のエクササイズを行いながら、ゆっくり体をほぐしてください。手首をロックしているので、手の指先から足のつま先まで動かせるのが、このエクササイズの特徴です。**体を気持ちよく動かすことで、全身の血のめぐりがよくなり、肩こりや腰痛の改善にも役立ちます。**エクササイズを行いながら「血流アップ」をイメージすることが大切です。エクササイズの前にコップ一杯の水を飲んでおくと、胃腸の目覚めが早くなり、おいしく朝食を食べることができます。一日の計は朝の目覚めにあり。「全身伸ばし（左右）」エクササイズでさわやかな目覚めを！

全身伸ばし（左右）

1

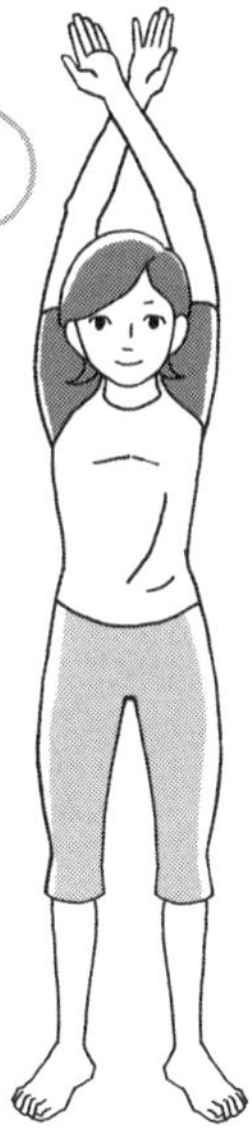

ロックした手首を上に伸ばす

足を肩幅の間隔に開き、まっすぐ立ちます。両腕を上に伸ばして手首を交差。ゆっくり息を吸いながら、全身を上に伸ばしましょう。

2

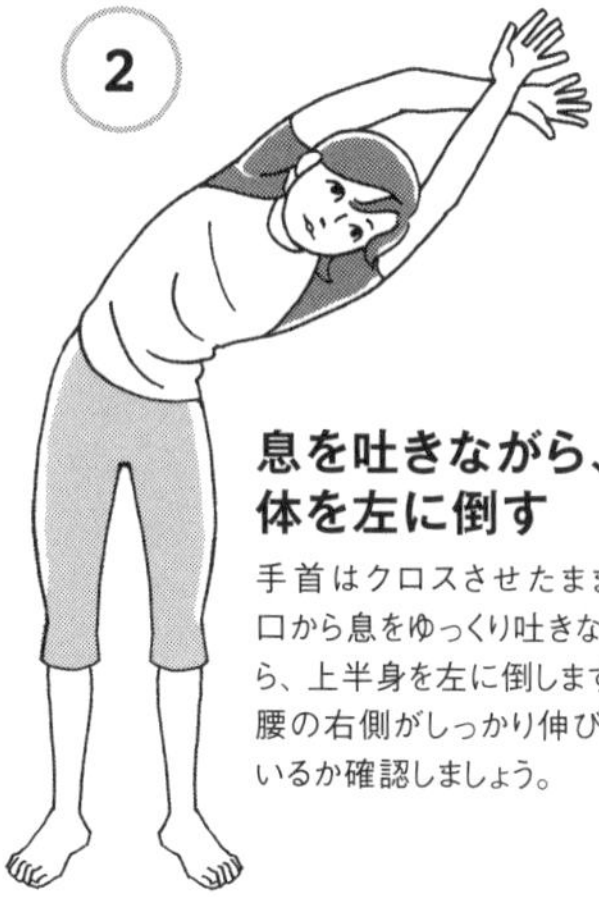

息を吐きながら、体を左に倒す

手首はクロスさせたまま、口から息をゆっくり吐きながら、上半身を左に倒します。腰の右側がしっかり伸びているか確認しましょう。

3

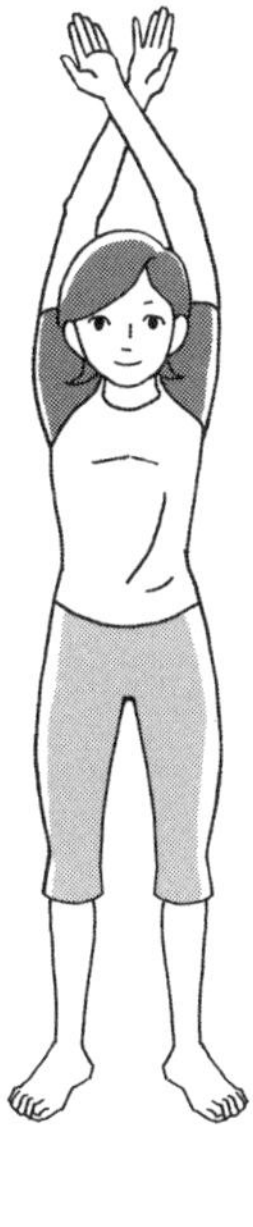

息を吸いながら、体を起こす

②で息を吐き切ったら、今度はゆっくり吸いながら体を起こしてください。ひじと全身はしっかり伸びた状態をキープしましょう。

4

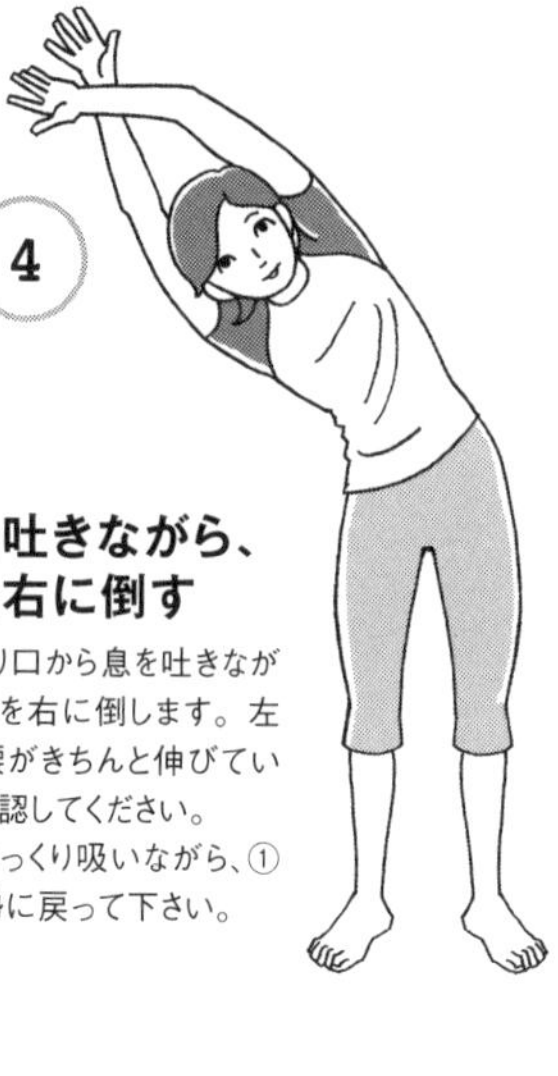

息を吐きながら、体を右に倒す

ゆっくり口から息を吐きながら、体を右に倒します。左側の腰がきちんと伸びているか確認してください。
息をゆっくり吸いながら、①の姿勢に戻って下さい。

セル・エクササイズ②——通勤中に「仕事モード」をつくる

十分な睡眠をとり、さわやかな朝を迎えたのに、満員電車に揺られて会社に着いたころにはグッタリ、なんていう経験があるはず。「朝の1分は昼間の30分に相当する」といわれるとおり、何かとせわしなく、イライラしてしまいがちです。

できれば時間をずらし、**満員電車は避けてください。**通勤ストレスからくるイライラがあなたの交感神経を高ぶらせ、せっかく整っていた自律神経が乱れてしまうかもしれません。そのためには、まず時間に余裕を持って家を出ることが大切です。そうすることで心に余裕が生まれ、仕事への意識も高まるはずです。

そのうえで、通勤途中や会社に着いたときに**「屈伸&体幹の回転」**のエクササイズを行ってください。人間の動きの起点となるのは、つねに体幹です。**体幹を回転させながら、肩、腰、ひざにタッチすることで体をほぐし、イヤな気分を振り払ってください。**また、眠気やだるさが抜けないときは、このエクササイズで交感神経が高まり、心と体が目覚めます。自律神経を整え、体幹を鍛え、今日も一日、充実した気持ちで仕事を始めましょう。

屈伸＆体幹の回転①

軽くひざを曲げて、両肩にタッチ

足を肩幅の間隔に開き、ひざを軽く曲げます。体幹を左に回転して右手で左肩をタッチ。同様に右に回転して左手で右肩をタッチします。（つづく）

1

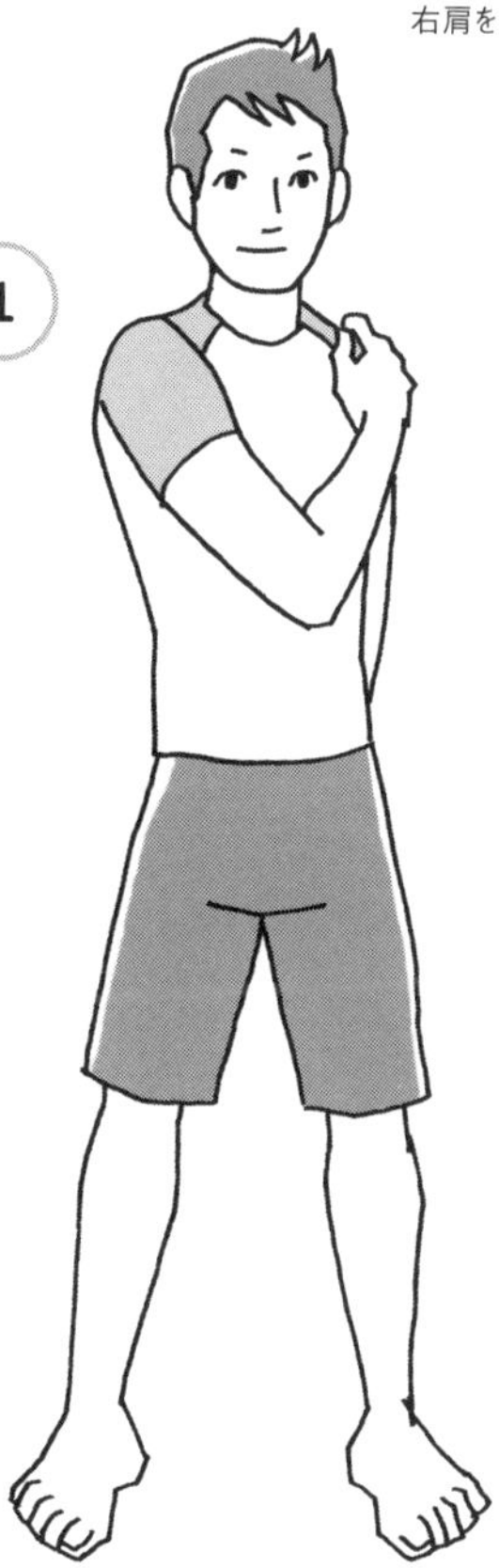

2

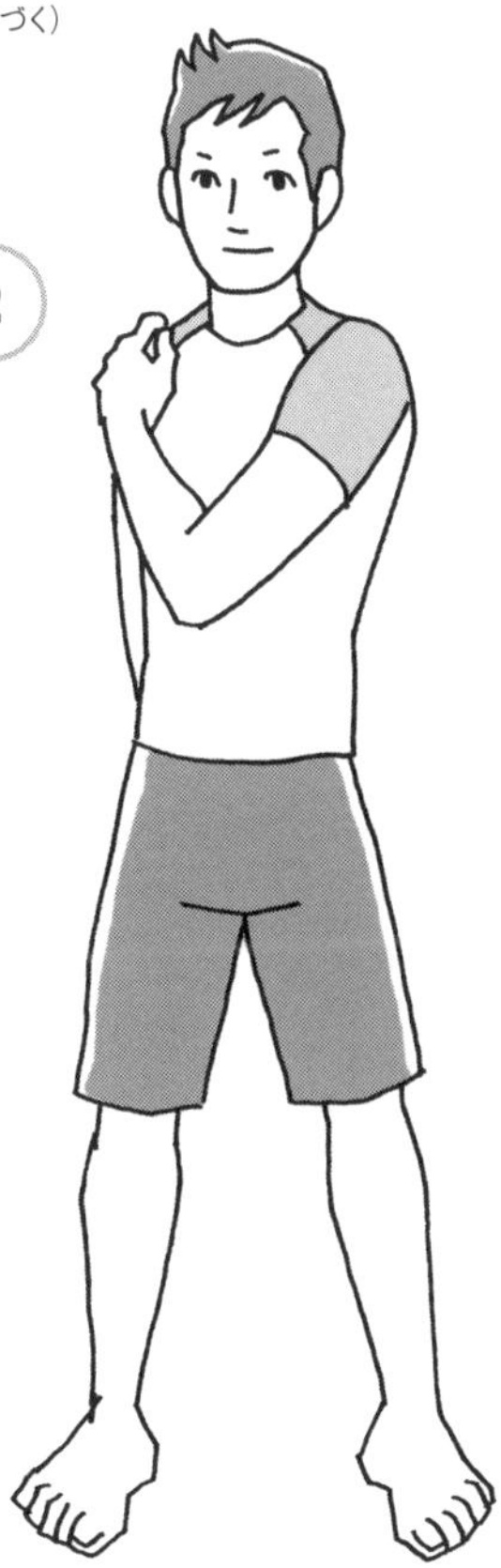

腰を落として、腰骨にタッチ

さらにひざを深く曲げ、体幹を左に回転して右手で左の腰骨をタッチ。同様に右に回転して左手で右腰骨をタッチ。以上を4回繰り返しましょう。

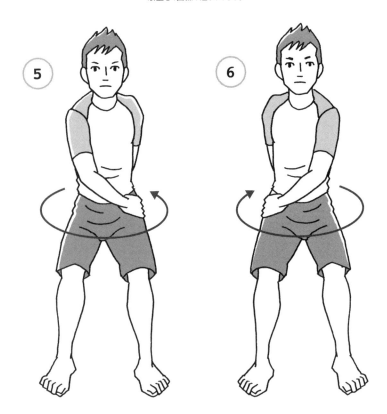

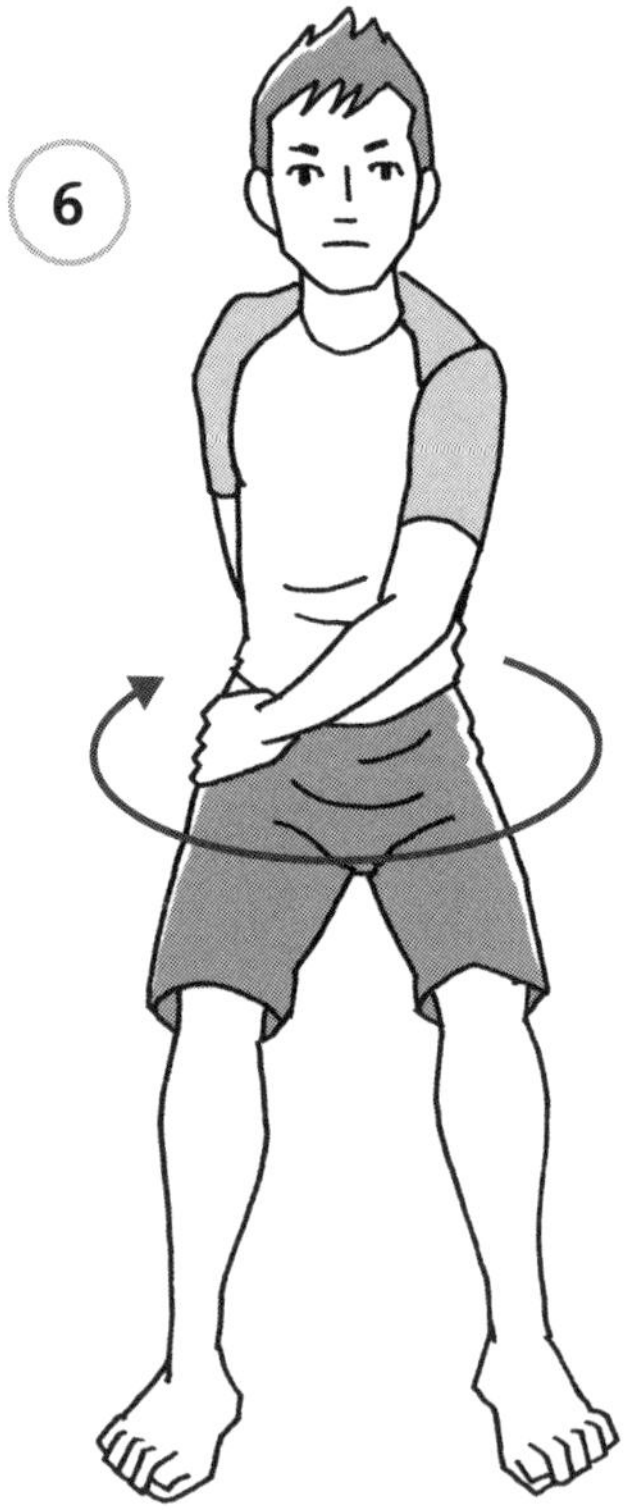

屈伸＆体幹の回転②

深くひざを曲げて、両わき腹にタッチ

（つづき）先ほどよりもやや深くひざを曲げます。体を左に回転して右手で左わき腹をタッチ。同様に右に回転して左手で右わき腹をタッチします。

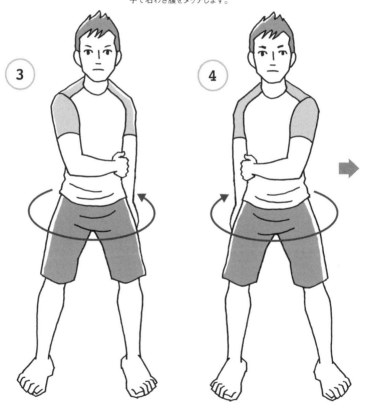

3

4

セル・エクササイズ③——疲れた脳をリフレッシュさせる

どんなに自律神経が整っていても、人間の集中力は「1時間半」しかもちません。それ以上、無理に仕事を続けても、効率は悪くなるばかり。

そんなときにぜひ試してもらいたいのが、第1章で紹介した「**1対2の呼吸法**」です。

まず、鼻からゆっくり、3秒から4秒かけて息を吸ってください。そのあと口をすぼめて、6秒から8秒かけてゆっくり吐き切る。たったこれだけのエクササイズを2分から3分続けるだけで、**全身すみずみまで新鮮な酸素とともに血がめぐり、副交感神経も上がり、あなたはすっかりリフレッシュしています。**

できればお腹の丹田《たんでん》（へその下）あたりに両手を置いて、腹式呼吸を意識してください。そうすることで**内臓の血流が促進されるため、内臓の強化にもつながります。さらに横隔膜やお腹回りのインナーマッスルも鍛えられます。**

疲労でもうろうとした頭や意識もスッキリ。さらに笑顔を浮かべることで、あなたのモチベーションはいちだんとアップするはずです。

1対2の呼吸法

1

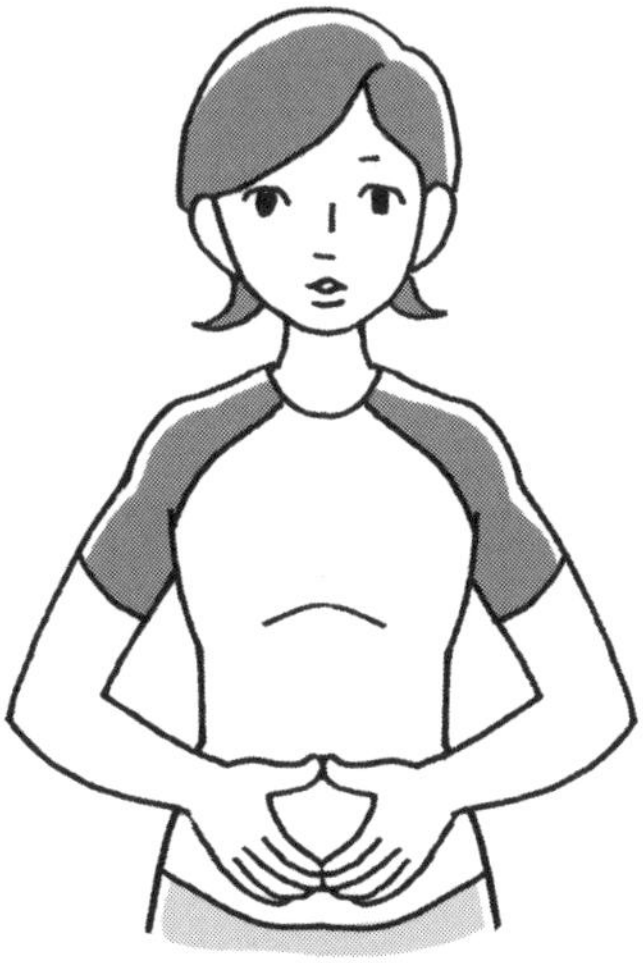

2

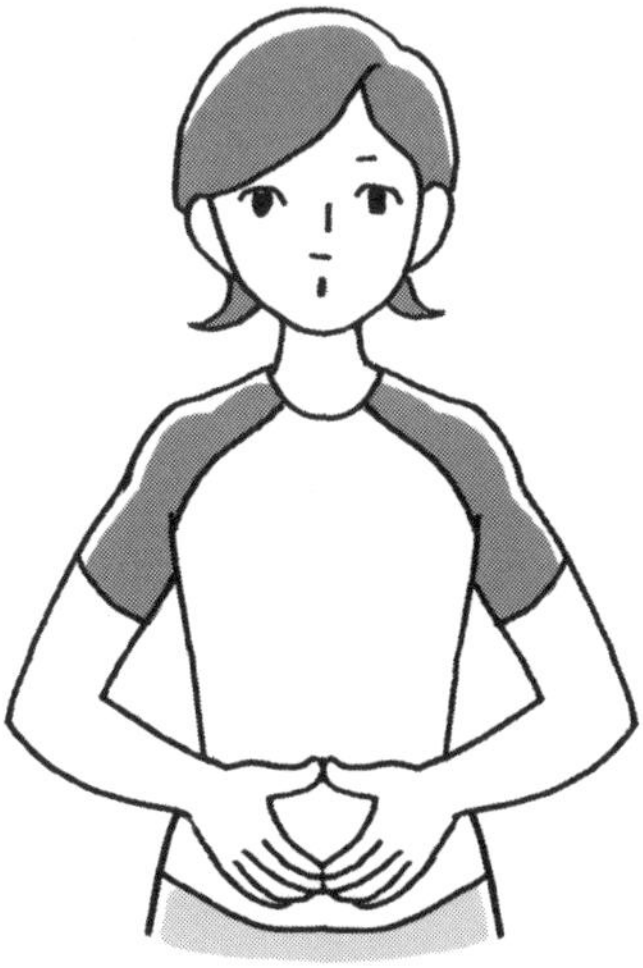

手を丹田に当て、息を吸う

椅子に腰かけ、背筋をまっすぐ伸ばします。両手で三角形をつくり、頂点を丹田（へその下）に当て、4秒かけて鼻から息を吸いましょう。

小さく口をすぼめ、息を吐き切る

息を吐くときは、吸うときの倍の時間の8秒をかけて、口をすぼめながら最後まで吐き切りましょう。以上を3回繰り返してください。

セル・エクササイズ④――仕事中の足のむくみをとる

長時間椅子に座っていると、どうしても足がむくんでしまいがちです。そのままにしておいたら、エコノミークラス症候群になる恐れもあります。

そんな場合に有効なのが、**「かかと&つま先の上げ下げ」**のエクササイズです。

このエクササイズを取り入れることで**滞りがちな下肢の血流を促進させ、ふくらはぎや足首のむくみ解消に役に立ちます。**末端まで血が行き届くので、冷え性でお悩みの方にも効果的です。同時にバランス感覚を養うにもピッタリ。休憩時間にリラックスを兼ねて試してみてはいかがですか。

ちなみに、「むくみ」は水のとりすぎが原因だと勘違いされている方が多いようですが、それは誤解です。「むくみ」は水分のとりすぎが原因ではなく、水不足、つまり脱水が原因なのです。**むくまないためには一日1リットルから2リットルの水を上手に飲むことが大切です。**むくんでいるときは自律神経も乱れています。「かかと&つま先の上げ下げ」のエクササイズを行うのと同時に、水分補給も忘れないでください。

かかと&つま先の上げ下げ

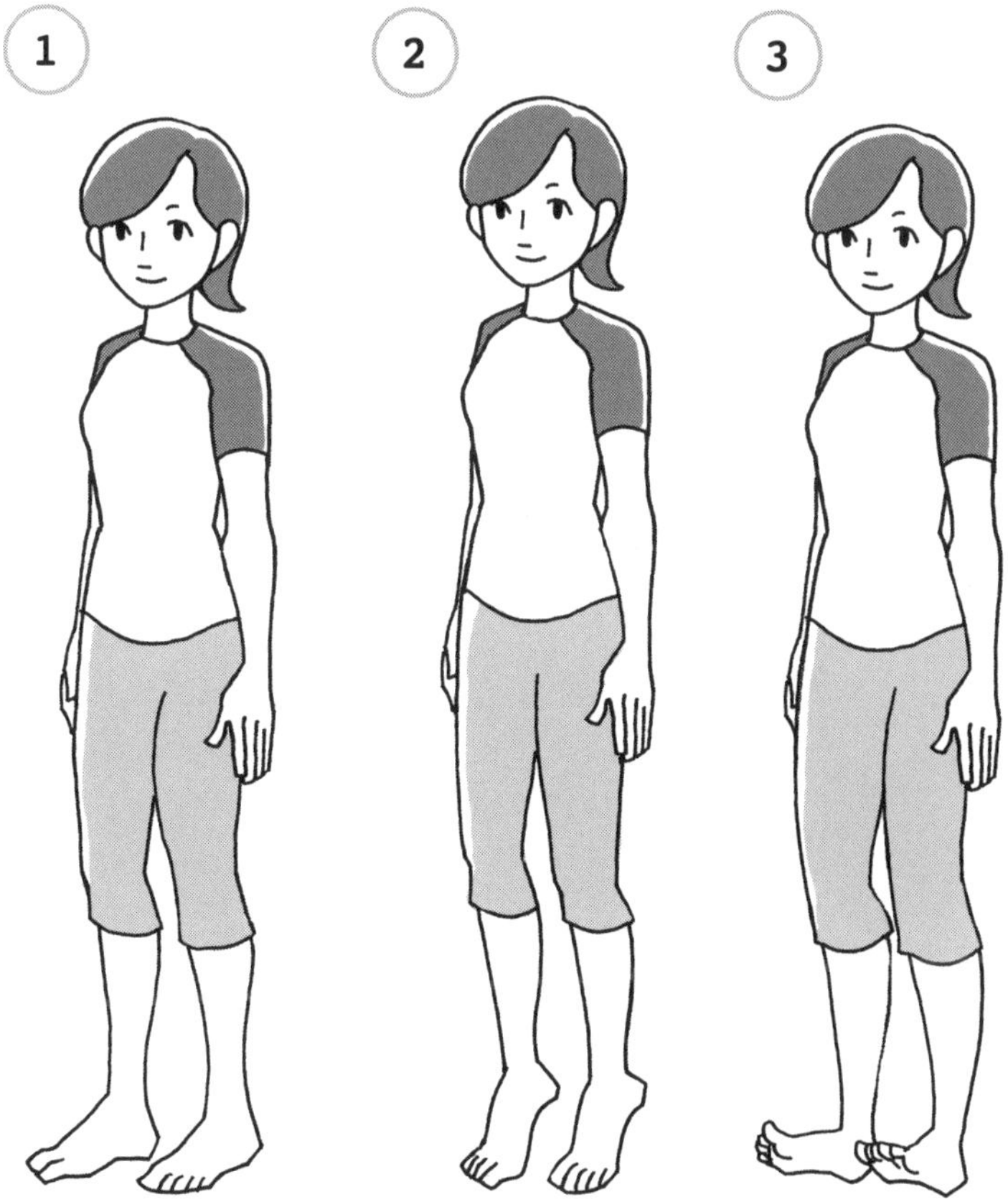

かかとの上げ下げ

両足を肩幅に開いて、まっすぐ立ちましょう。ふくらはぎの筋肉を意識しながら、かかとの上げ&下げを行います。8回繰り返しましょう。

つま先の上げ下げ

両足を肩幅に開いて、今度は足のつま先を動かします。すねの筋肉を意識しながら、つま先を上げ&下げ。同じく8回繰り返しましょう。

セル・エクササイズ⑤——おでかけ前に筋肉をほぐす

仕事の外回りやショッピングで外出するとき、ふだんあまり使っていない下肢の筋肉をほぐしておくことも大切です。そんなときにおすすめなのが、「**かかとタッチ**」と「**開脚もも上げ**」のエクササイズです。

「かかとタッチ」は、かかとを斜め後ろに蹴り上げるので、**ふだんあまり使っていないお尻や下肢の筋肉を鍛えることができます。**ここでも、体幹をまっすぐにキープすることが大切です。慣れないうちはスムーズにタッチできないかもしれませんが、繰り返すうちにリズミカルにできるようになります。ヒップアップにも最適です。

「**開脚もも上げ」には股関節の可動域を広げ、股関節をスムーズに動かすのに効果的です。**最初は開脚して足を上げるのが難しいかもしれません。バランスを保ちながら、正しいポーズでエクササイズを行ってください。下半身全体の強化やヒップアップにも効果的です。

暑さや寒さが厳しい季節には、とくにこういったエクササイズでコンディションを整えてから外出する習慣をつけてください。

かかとタッチ

1

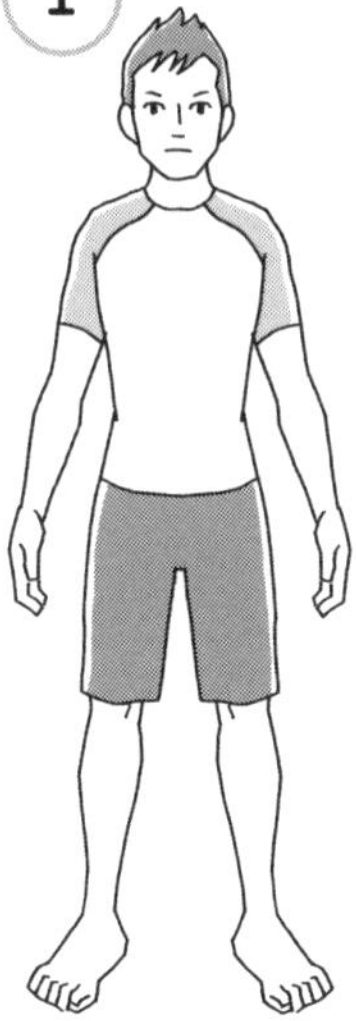

手を広げて、胸を張って立つ

足を肩幅の間隔に開き、胸を張ってまっすぐ立ちます。両手は軽く広げ、顔は正面を向きましょう。

2

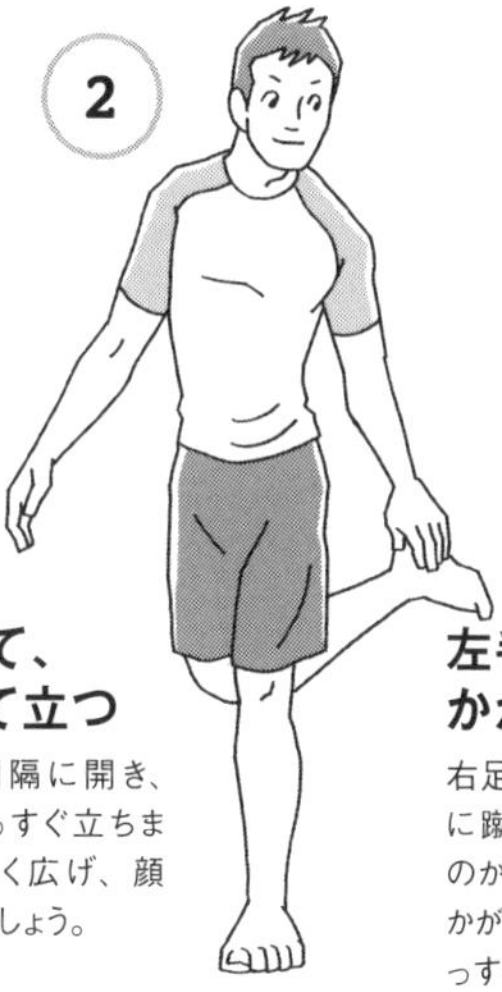

左手で右足のかかとにタッチ

右足を左手に向かって後ろに蹴り上げ、左手で右足のかかとにタッチします。前かがみにならないように、まっすぐ前を向いて行ってください。

3

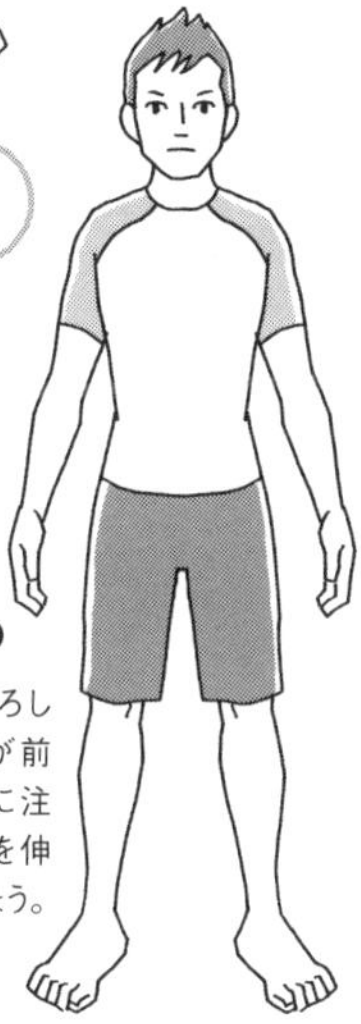

右足を戻し、胸を張って立つ

蹴り上げた右足を下ろして、元の姿勢に。体が前かがみにならないように注意してください。背筋を伸ばしてまっすぐ立ちましょう。

4

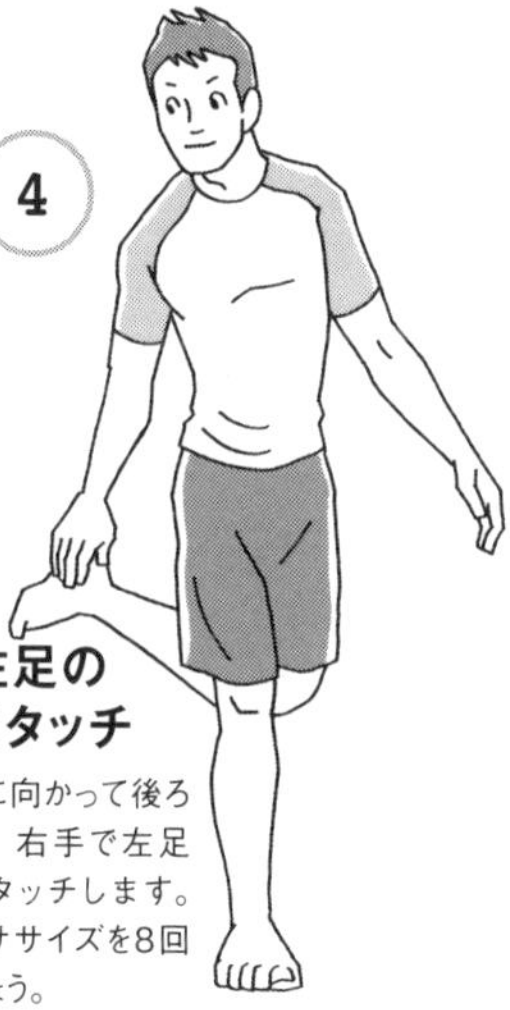

右手で左足のかかとにタッチ

左足を右手に向かって後ろに蹴り上げ、右手で左足のかかとにタッチします。以上のエクササイズを8回繰り返しましょう。

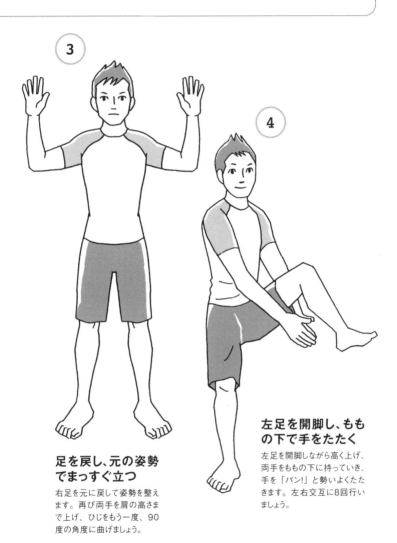

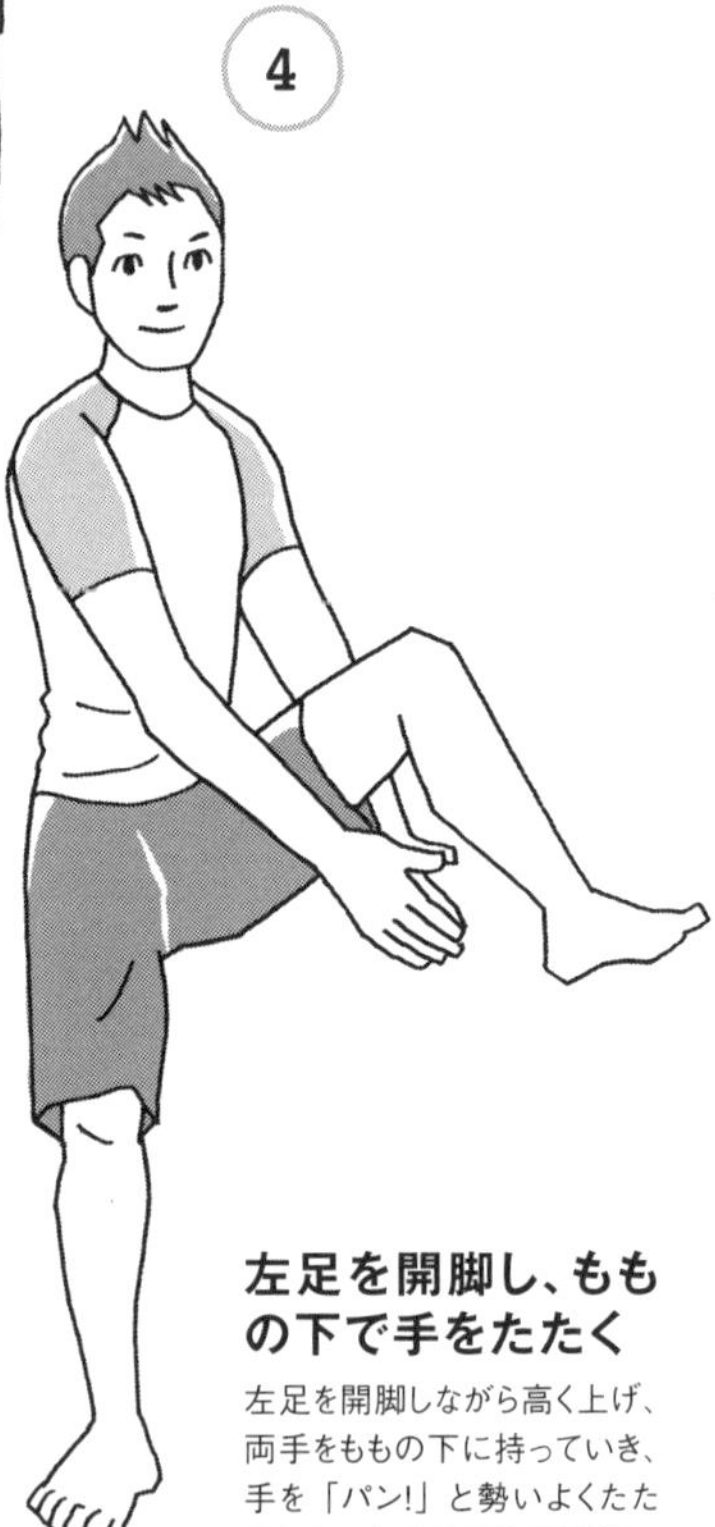

足を戻し、元の姿勢でまっすぐ立つ

右足を元に戻して姿勢を整えます。再び両手を肩の高さまで上げ、ひじをもう一度、90度の角度に曲げましょう。

左足を開脚し、ももの下で手をたたく

左足を開脚しながら高く上げ、両手をももの下に持っていき、手を「パン!」と勢いよくたたきます。左右交互に8回行いましょう。

開脚もも上げ

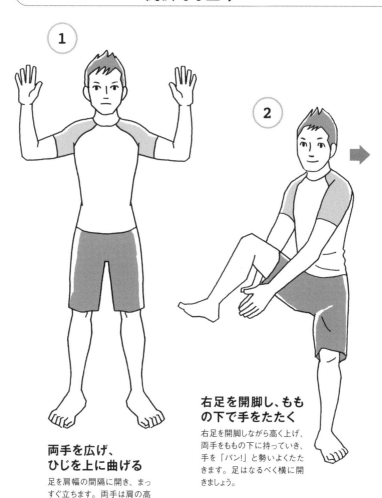

1

両手を広げ、ひじを上に曲げる

足を肩幅の間隔に開き、まっすぐ立ちます。両手は肩の高さに広げ、ひじを90度の角度に開き、両手を上に向けます。

2

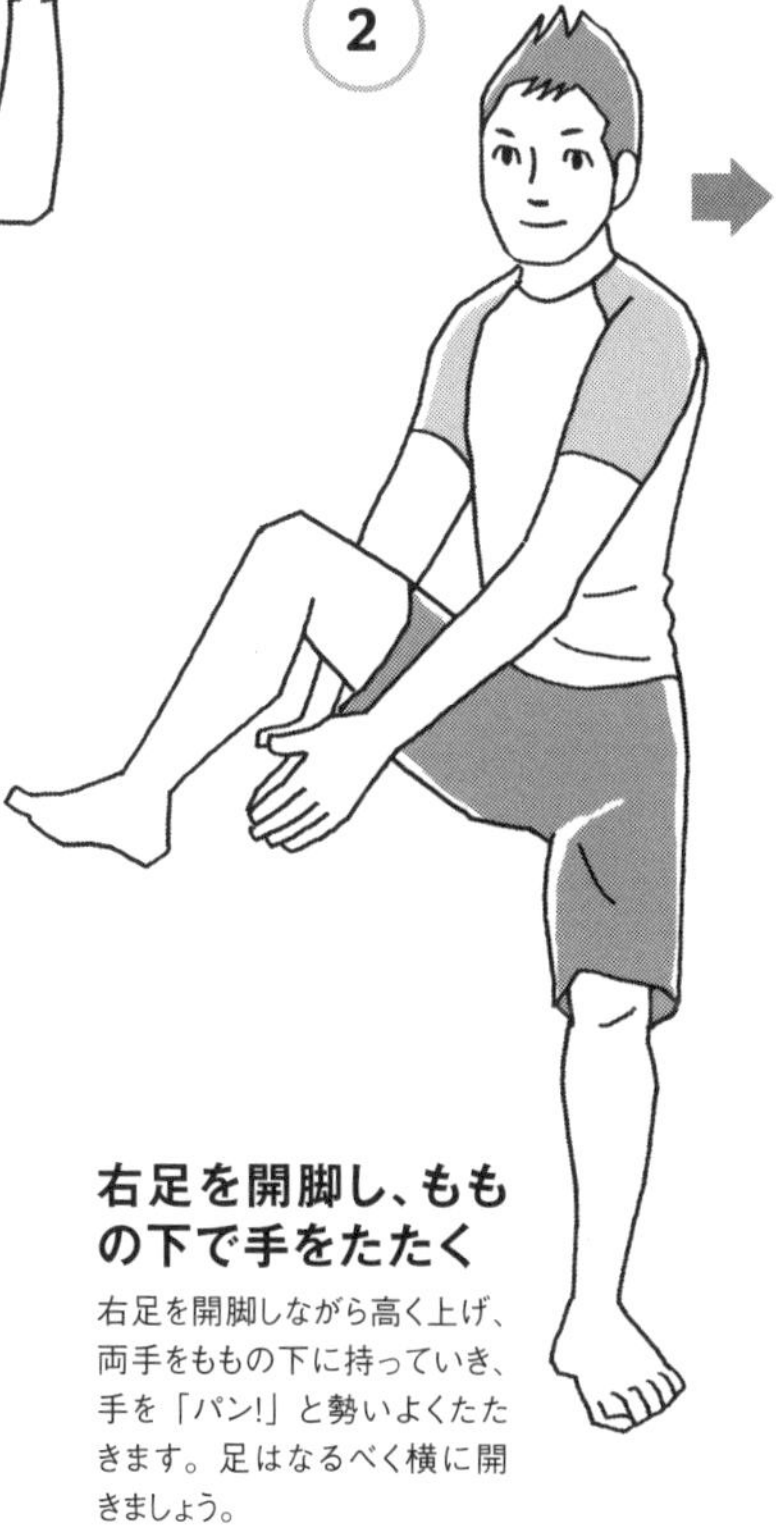

右足を開脚し、ももの下で手をたたく

右足を開脚しながら高く上げ、両手をももの下に持っていき、手を「パン!」と勢いよくたたきます。足はなるべく横に開きましょう。

セルフ・エクササイズ⑥――「大切な場面」でテンションを上げる

大切なプレゼンを前に、ここ何日か準備に追われ、あなたの交感神経はしばらく上がったままの状態です。こうした緊張状態が続くと、逆にボーッとして集中力が落ちてしまいます。

そんなとき、この「**ボクシングパンチ**」**のエクササイズで気合いを入れ、いま一度、闘争心を高めてください。**ただこぶしを前に突き出すだけではダメです。足や体幹のエネルギーをこぶしに集めて、できるだけ遠くに、素早くパンチを繰り出すことが大切です。そうすることによって、肩甲骨、腕、お腹、太ももまで効率的に強化することができます。二の腕や内ももの引き締めにも役立ちます。

もし**プレゼン当日に疲労感が残っていたら、プレゼンの前にケーキなど甘いものを食べて血糖値を上げてみるのもいいでしょう。**また、チョコレートは間違いなくあなたの交感神経を上げてくれます。プレゼンの30分前に口に含んで勝負に臨んでください。

「ボクシングパンチ」とチョコレートを忘れないでください。

ボクシングパンチ

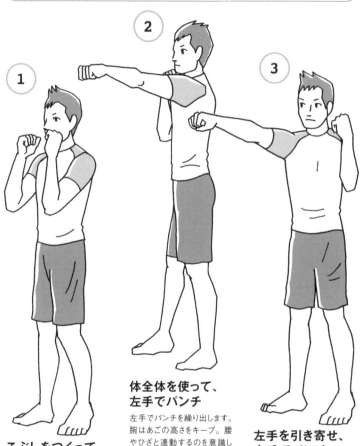

こぶしをつくって、あごの前で構える

足を肩幅ほどに開き、両手を軽く握ってこぶしをつくります。あごの下の高さに構え、ファイティングポーズをとりましょう。

体全体を使って、左手でパンチ

左手でパンチを繰り出します。腕はあごの高さをキープ。腰やひざと連動するのを意識しながら、こぶしを突き出しましょう。

左手を引き寄せ、右手でパンチ

パンチした左手を引き寄せながら、右手でパンチを繰り出します。ただ腕を伸ばすだけでなく、体全体を使ってこの動きを16回繰り返しましょう。

セル・エクササイズ⑦——午後の眠気をとる

「昼食を食べたあとは、なぜ眠くなるのか」

それは、食後に胃腸の働きが活発になり、副交感神経が急激に高くなるために睡魔が襲ってくるのです。この昼食を食べたあとに訪れる睡魔を吹き飛ばすのが「**上体ひねりスクワット**」のエクササイズです。少しでも「眠気」を感じたら、重力の上げ下げをしない限り、眠気はなかなかおさまりません。このエクササイズは上体をひねりながらスクワットすることで眠気を吹き飛ばしてくれます。さらに、**体幹のバランス感覚を鍛え、ウエストや太ももの引き締めなどのダイエットも期待できます。**もしスクワットの姿勢が厳しければ、腰を軽く落とした姿勢からスタートしてみましょう。

また、昼食後に眠くならないように**昼食前に水を一杯飲むと、胃腸の活動が活発になり、副交感神経を上げてくれるため消化にもよく、急な副交感神経の上昇を防いでくれます。**そして何より、消化にいいものを腹八分目に抑え、早食いをせず、よく噛んで、ゆっくり時間をかけて食べることが眠くならない秘訣です。

上体ひねりスクワット

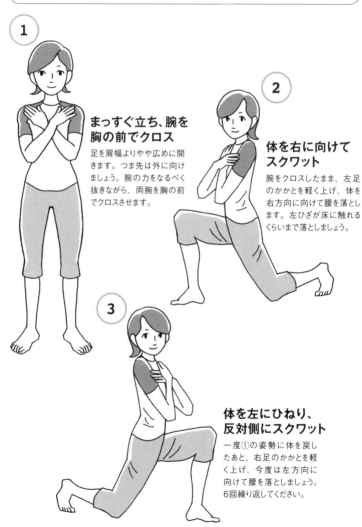

1

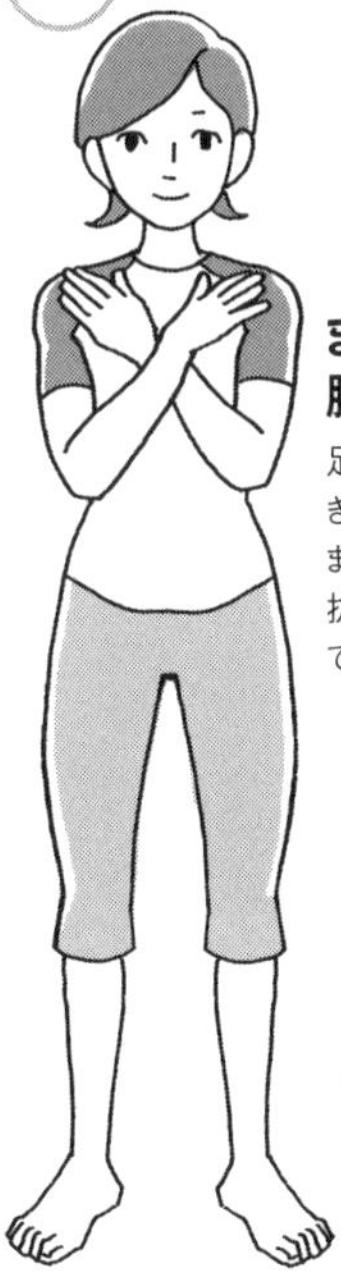

まっすぐ立ち、腕を胸の前でクロス

足を肩幅よりやや広めに開きます。つま先は外に向けましょう。腕の力をなるべく抜きながら、両腕を胸の前でクロスさせます。

2

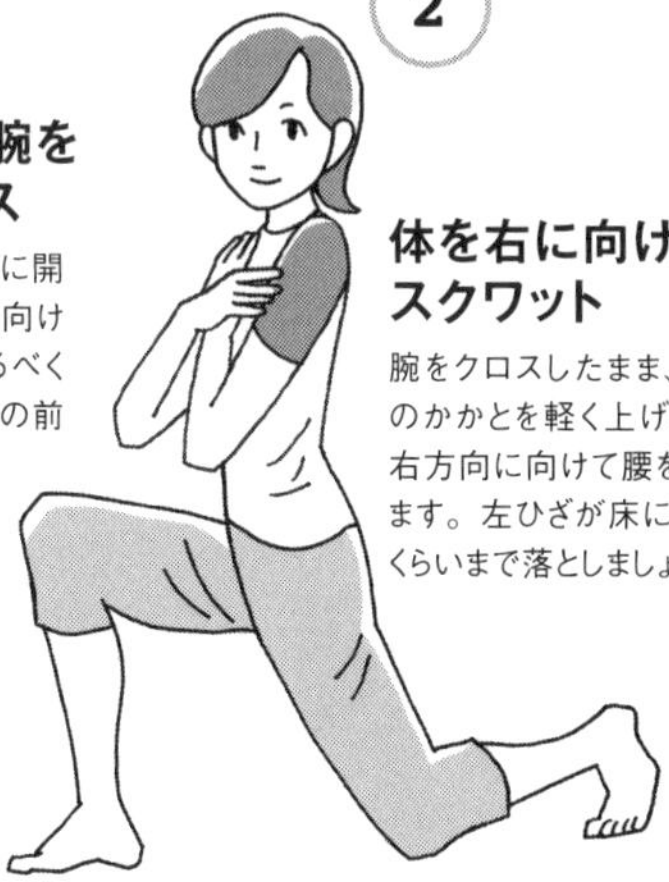

体を右に向けてスクワット

腕をクロスしたまま、左足のかかとを軽く上げ、体を右方向に向けて腰を落とします。左ひざが床に触れるくらいまで落としましょう。

3

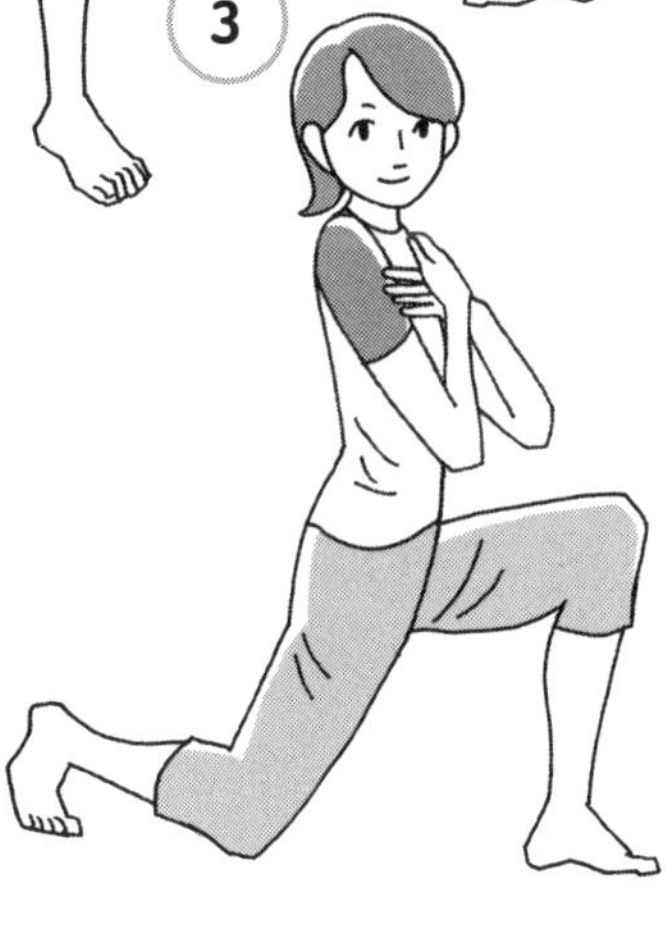

体を左にひねり、反対側にスクワット

一度①の姿勢に体を戻したあと、右足のかかとを軽く上げ、今度は左方向に向けて腰を落としましょう。6回繰り返してください。

セル・エクササイズ⑧——休憩がとれないときにリフレッシュする

朝から忙しいスケジュールを休みなくこなし、気がついたら昼食を食べる暇もない。根をつめてばかりいると、いつか張りつめた糸が切れてしまいますよ。

どんなに忙しくても、私は定期的に休憩をとるようにしています。こうした**リフレッシュできる時間を持つことで、心に余裕が生まれ、集中力がアップするからです。**

1時間単位でも、休憩は大切です。45分集中したら、15分休む。

その15分の間に取り入れてほしいのが、「**首回し**」のエクササイズです。首をゆっくり回すことで頭と胴体をつないでいる頸部にある圧受容体が反応して、たちまち副交感神経が高められます。たったこれだけのことで**全身の血のめぐりがよくなり、肩こりや頭痛が改善されます**から、ぜひこのエクササイズを取り入れてみてください。

その場合、**手首をロックすることが大切です。**手首をロックすることで、首回りの筋肉を効果的にストレッチすることができ、首の可動域が広がるはずです。

「首回し」エクササイズをすることで、効率がさらにアップするはずですよ。

首回し

1

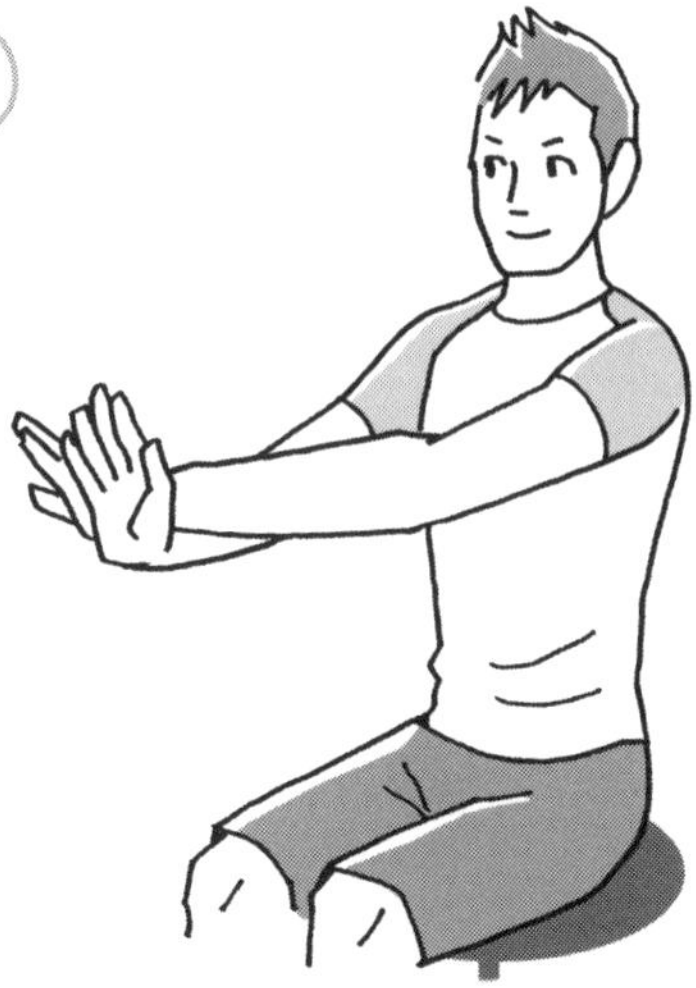

腕を伸ばして、手首をクロス

背筋を伸ばした姿勢で椅子に座ります。腕を体の前でまっすぐ伸ばし、両手首をクロスさせます。肩に余計な力が入らないよう注意しましょう。

2

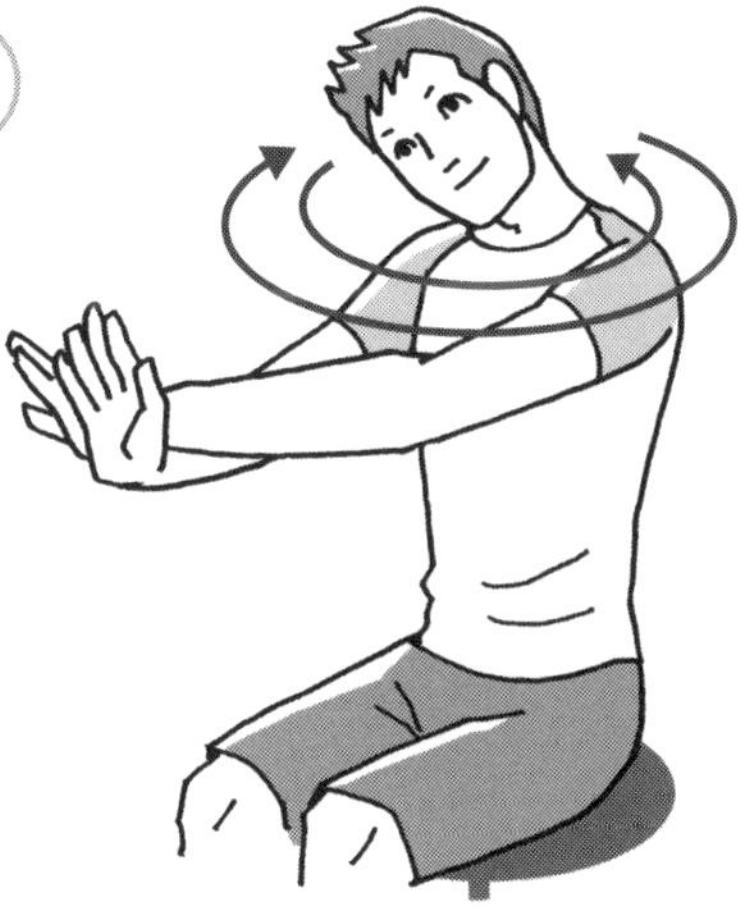

手首をしっかりロックして、首を回す

①の姿勢を保ったまま、首を時計回りにゆっくり回しましょう。回し終わったら、今度は反対方向に回します。3回繰り返しましょう。

セルフ・エクササイズ⑨——一日のたまった疲れをとる

朝から仕事や家事をこなし、何度か緊張する場面も乗り越えてきたあなた。

その疲労感を取り除くのが、頭や顔のツボを軽くたたく「タッピング」です。「タッピング」は、**副交感神経を活性化させるとともに、筋肉や内臓に負担をかけずに血流をよくすることができます。**コツは、3本の指を使ってやさしくたたくことです。タッピングしているうちに緊張から解放され、心身ともにリラックスすることができます。オフィスやカフェなどでも手軽にできることが強みですね。

ひと休みしてから、また仕事に戻らなければならないときは、**休憩する前に時間を区切ってから休憩に入ってください。**時間を区切らずに休むと、いままで高まっていた交感神経が完全にオフになり、もう一度スイッチを入れようとしても、簡単には元に戻りません。「疲れ」は、回復を待つのではなく、時間でコントロールできるものです。

もし休憩を挟んでも疲れが残っている場合は、仕事に集中する時間を細かく切ってみてください。仕事の効率も上がるはずです。

タッピング

1

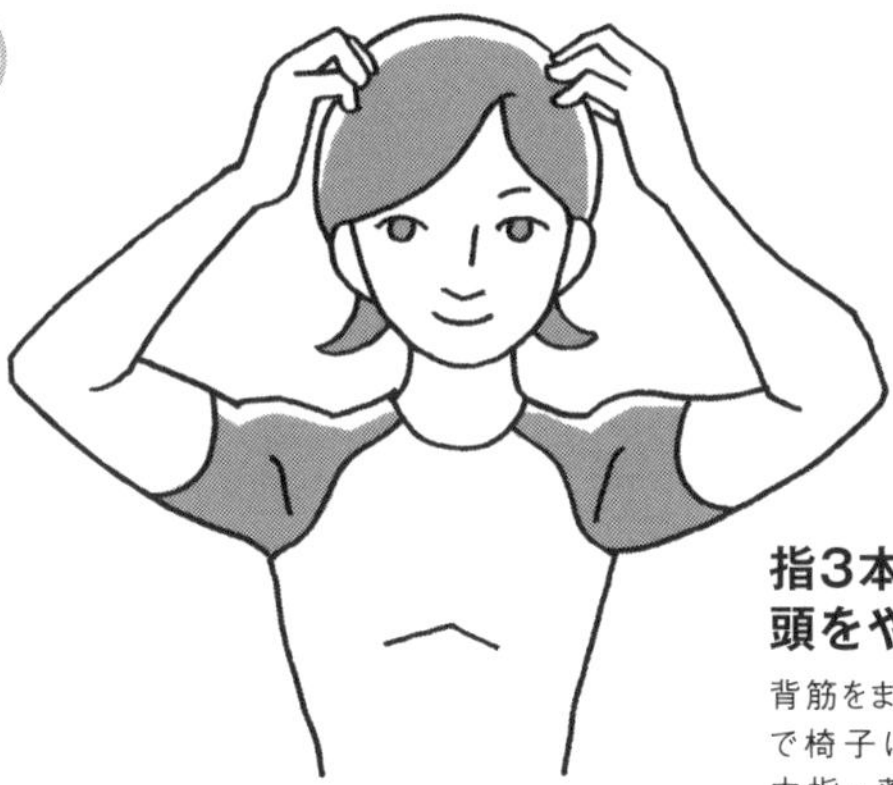

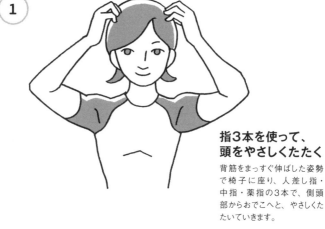

指3本を使って、頭をやさしくたたく

背筋をまっすぐ伸ばした姿勢で椅子に座り、人差し指・中指・薬指の3本で、側頭部からおでこへと、やさしくたたいていきます。

2

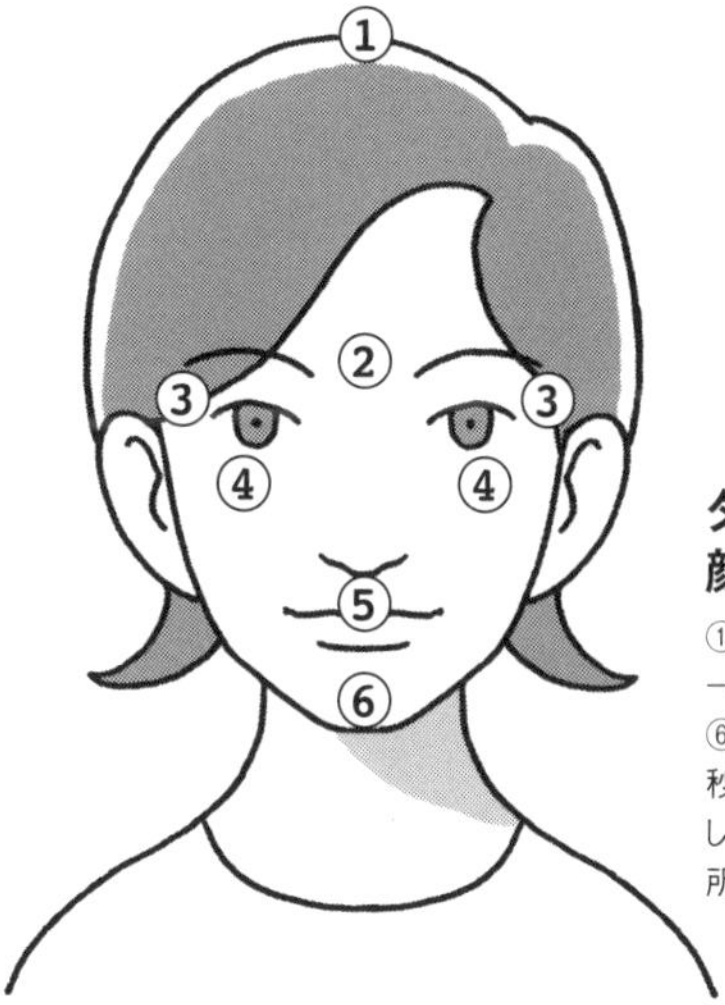

タッピングで、顔全体をリラックス

①頭部→②眉間→③眉の下→④目の周辺→⑤鼻の下→⑥あごのあたりの順番に、30秒かけて、やさしくタッピングしましょう。心地よく感じる場所をたたいてください。

セルフ・エクササイズ⑩——寝る前に体をリラックスさせる

ゆっくりお風呂につかり、ベッドに入ったあなた。明かりを消して眠る前におすすめするエクササイズが、ベッドの上でもできるこの4つのエクササイズです。

呼吸に合わせてひざと手をゆっくり動かす**「両ひざ倒し」は、股関節とインナーユニットの緊張をゆるめてくれます。**

「骨盤揺らし」は、骨盤や背骨、股関節を調整します。猫背、腰痛、体の歪《ゆが》みが気になる人は、必ず取り組んでほしいエクササイズです。

「背骨&肩甲骨ほぐし」は、ただ腕を伸ばすのではなく、肩甲骨から腕が伸びるイメージで行ってください。肩甲骨が左右にしっかり開きます。肩こりに悩む人におすすめです。

そして最後に**「全身ストレッチ&脱力」**。全身の筋肉をリラックスさせ、セルフマッサージにもなります。

お風呂で緊張がほぐれた体を寝る前にしっかりケアすることで、必ず安らかな睡眠が訪れるはずです。

背骨&肩甲骨ほぐし

1

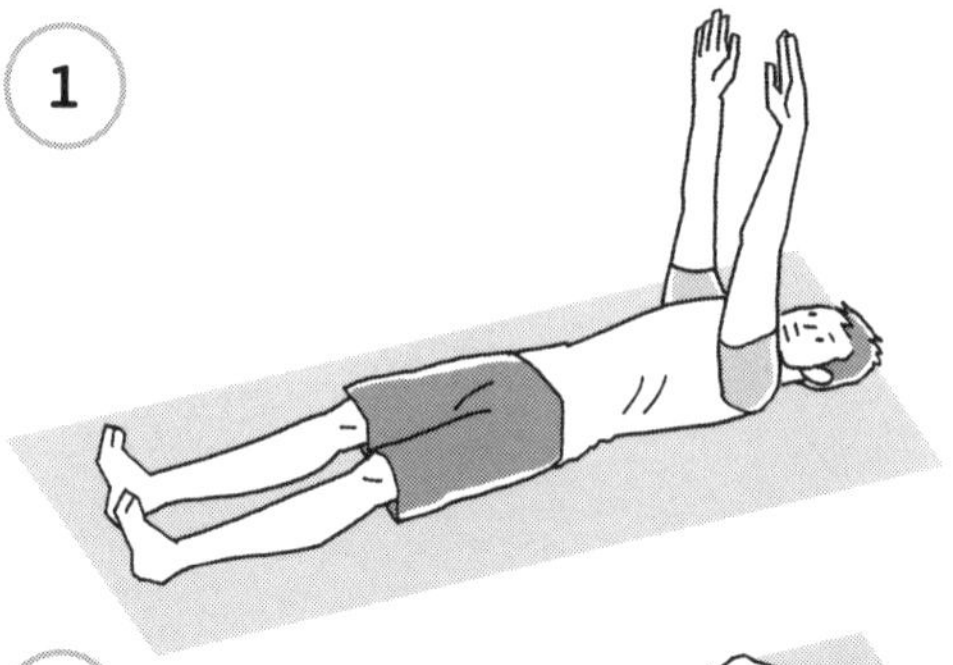

仰向けになり、両腕を上に伸ばす

仰向けになり、息を吸いながら両腕を上に伸ばします。腕は完全に伸び切るまで伸ばしましょう。肩甲骨が開いているのを意識してください。

2

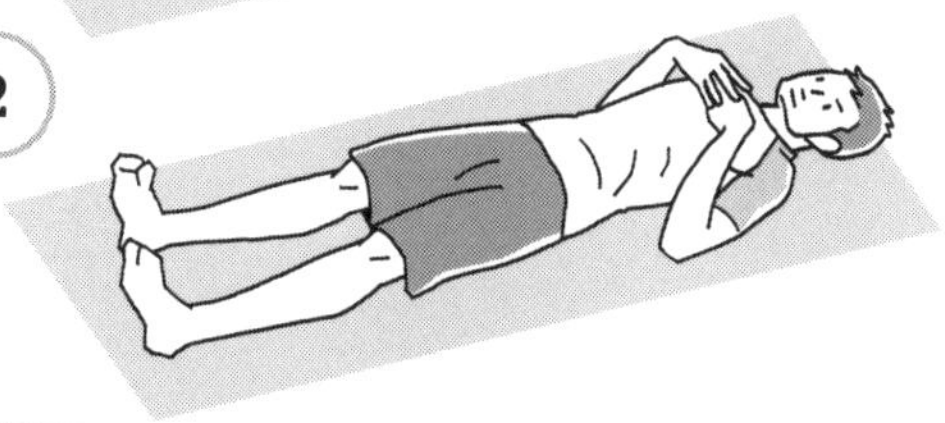

息を吐きながら、腕を一気に下ろす

息を吐きながら、手のひらを胸の上に落とす感覚で腕を一気に下ろしましょう。このとき、ひじが床にぶつからないよう注意しましょう。

全身ストレッチ&脱力

1

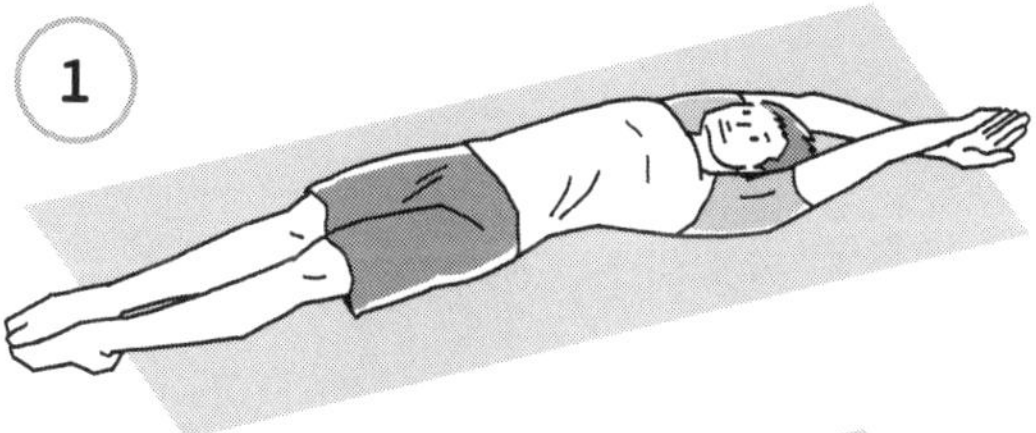

手首をクロスして、全身を伸ばす

仰向けに寝て、両腕を思い切り伸ばします。そのとき、手首はしっかりクロス。同様に足の親指同士も重ねて、息を吸いながら全身を伸ばしましょう。

2

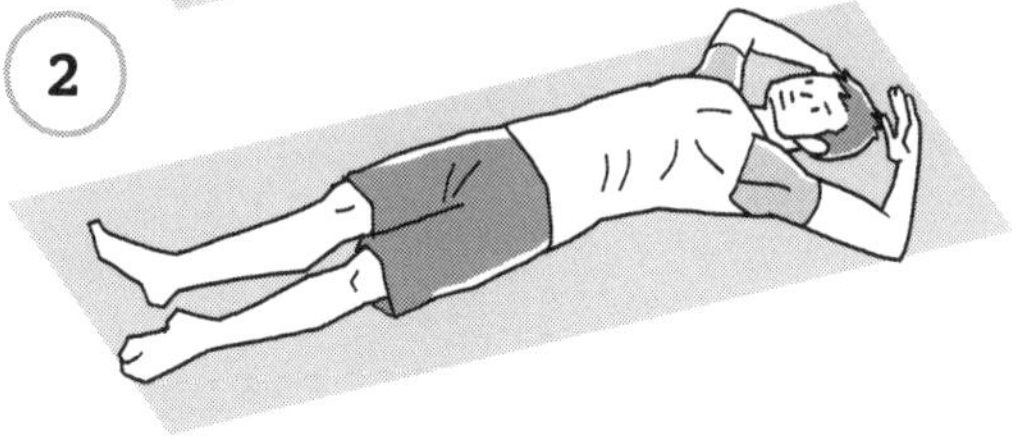

息を吐きながら、全身の力を抜く

息を吐きながら、一気に全身の力を抜きましょう。全身を伸ばす＝緊張、力を抜く＝脱力を5回繰り返します。

息を吐きながら、両ひざを右に倒す

息を吐きながら、両方のひざをゆっくり右に倒します。ひざを倒しながら上を向いている手のひらを下に返しましょう。

2

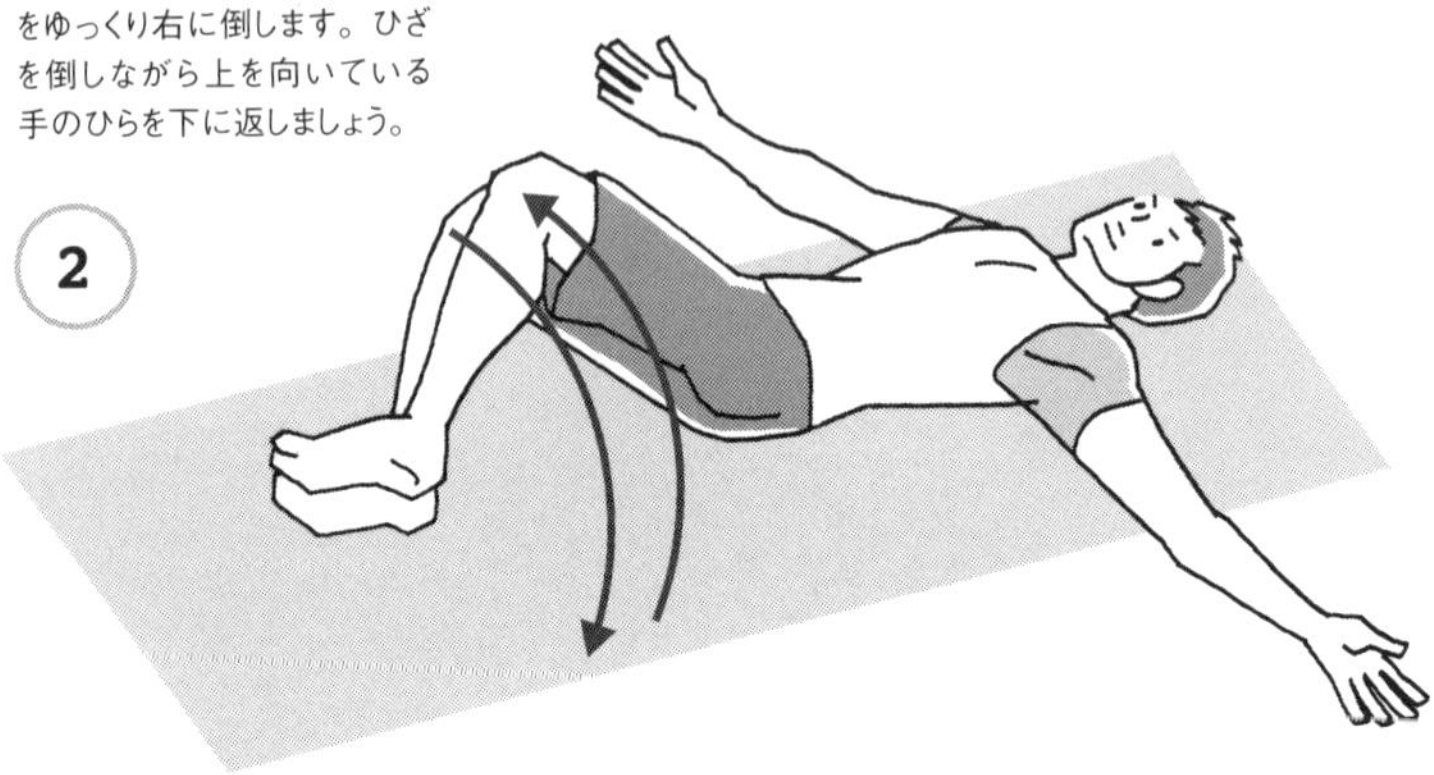

3

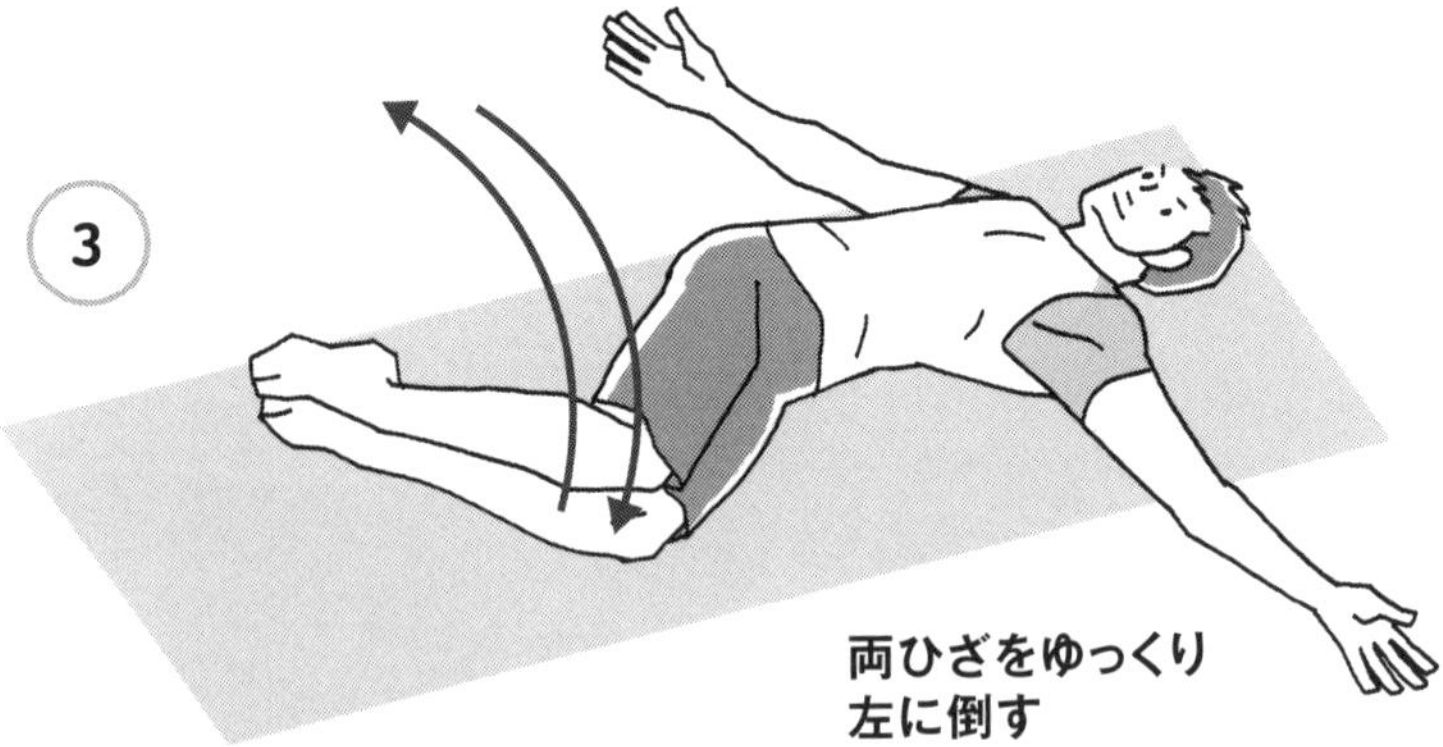

両ひざをゆっくり左に倒す

息を吸いながらひざを起こし、息を吐きながらひざを左に倒しましょう。手のひらはひざを倒しながら上に向けましょう。以上を2回繰り返してください。

両ひざ倒し

仰向けになり、ひざを90度に曲げる

仰向けに寝て、両腕を真横に広げます。手のひらは上に向けましょう。お腹の力を抜いた状態で、ひざを90度に曲げます。

1

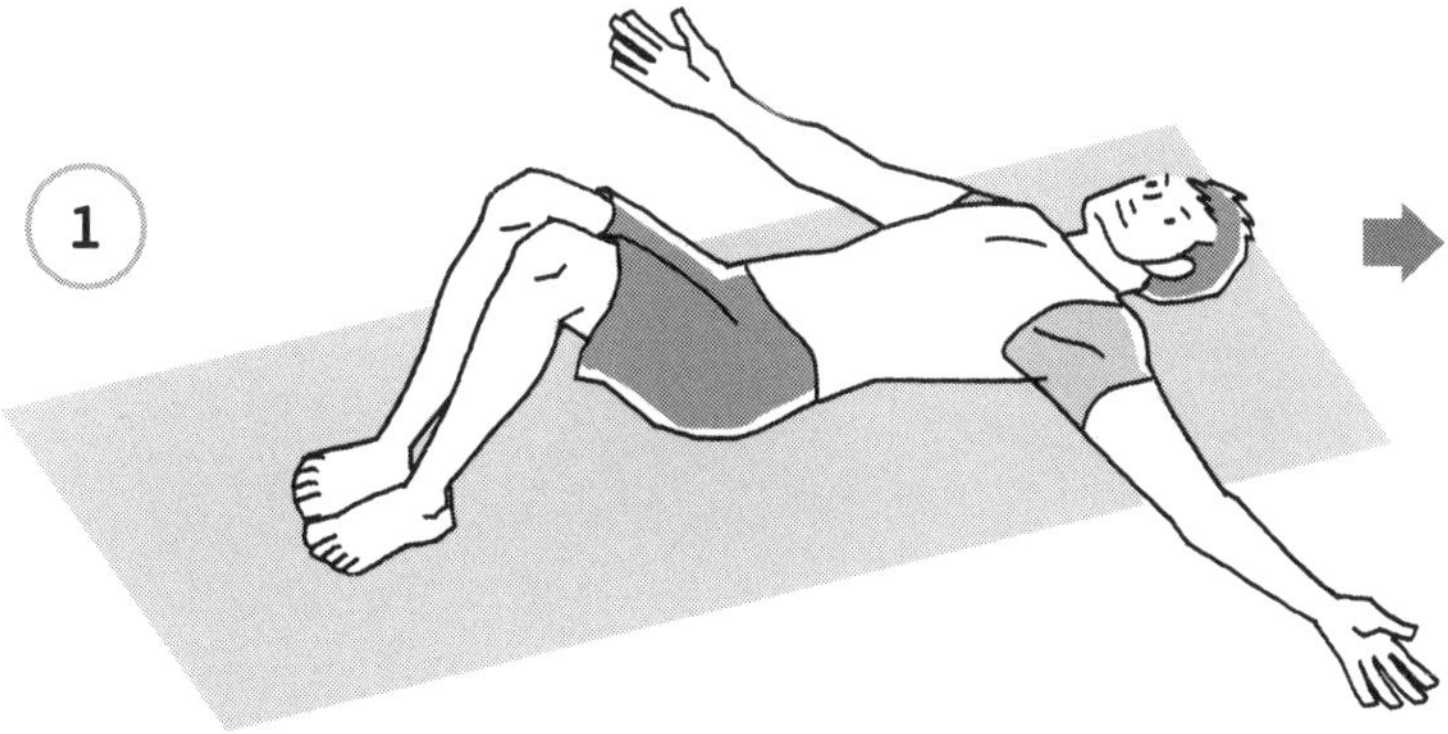

リラックスして、骨盤だけを揺らす

体全体の力を完全に抜いた状態で、骨盤を左右に揺らします。力むと気持ちよく感じられないので、骨盤の動きの反動のみで揺らしてください。

2

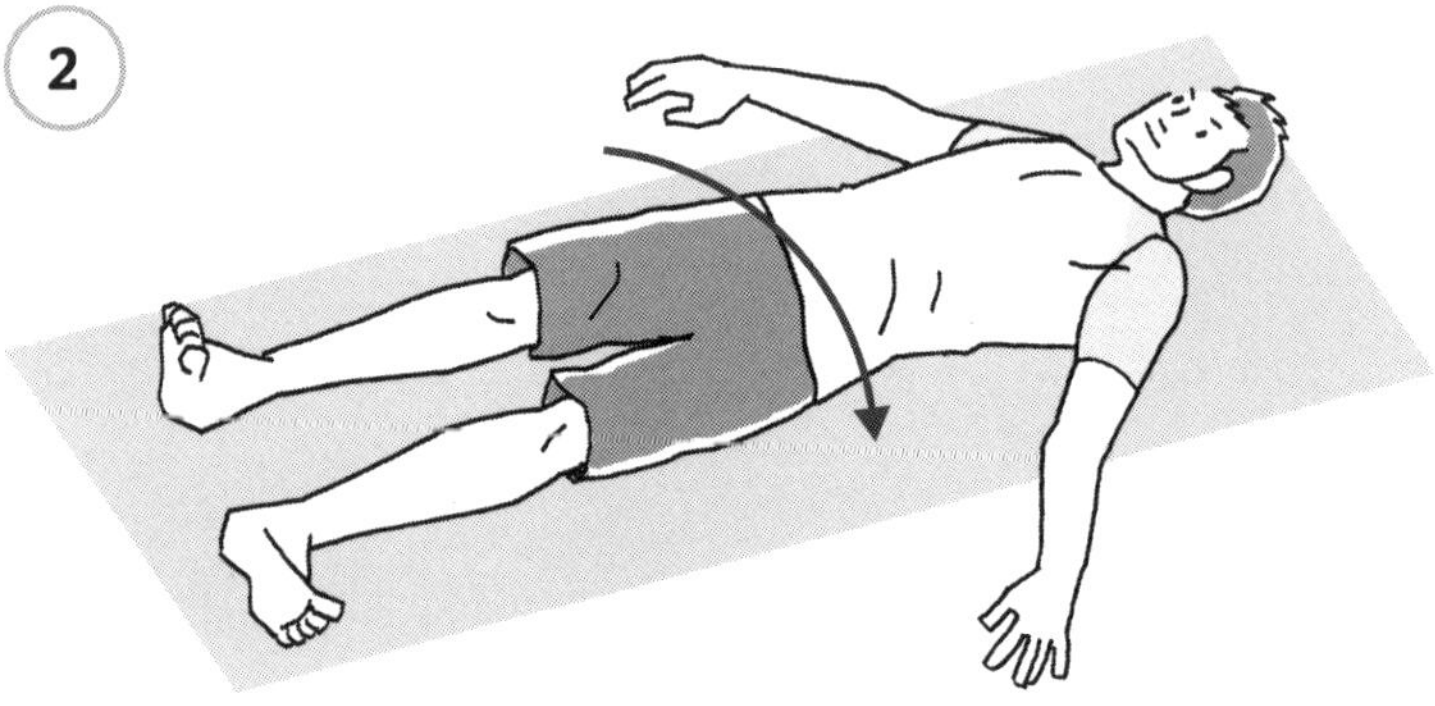

3

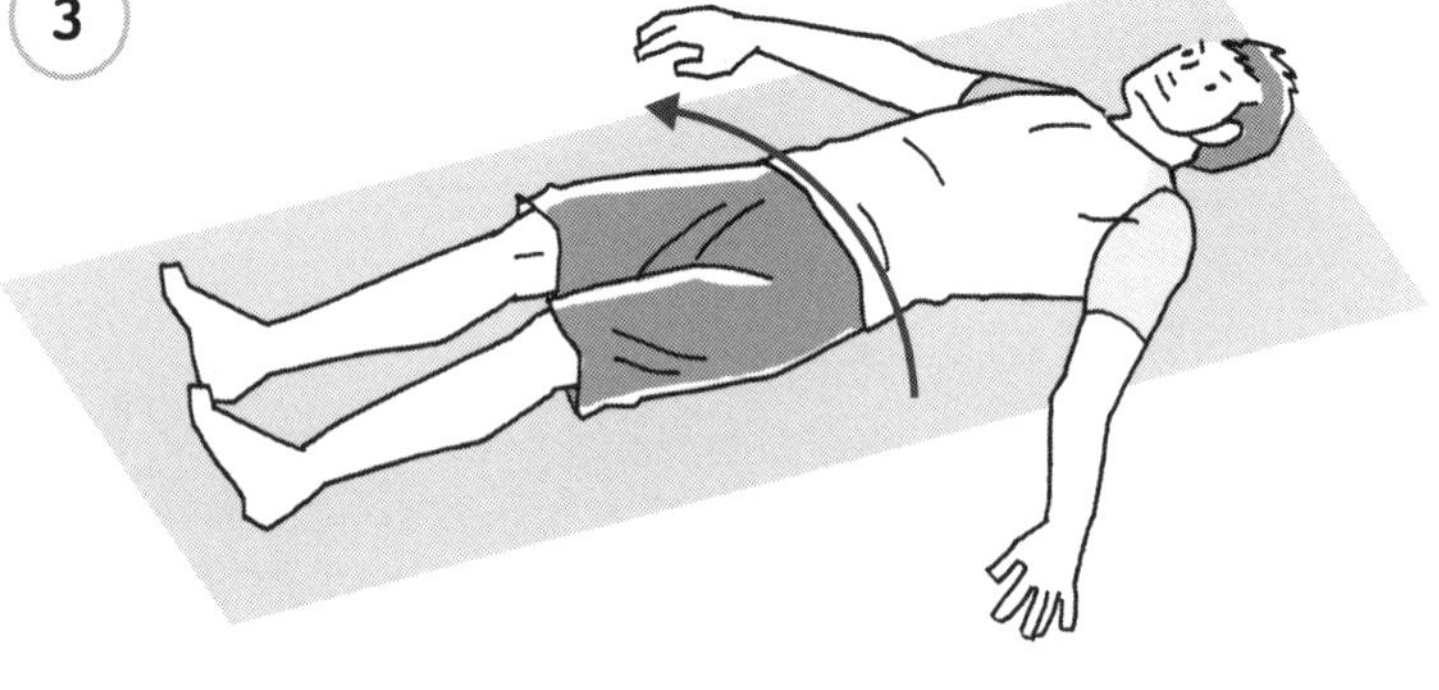

骨盤揺らし

仰向けになって、お腹の力を抜く

腰を床につけて、仰向けに寝てください。腕は軽く開いた状態で、腹筋もリラックスさせましょう。

1

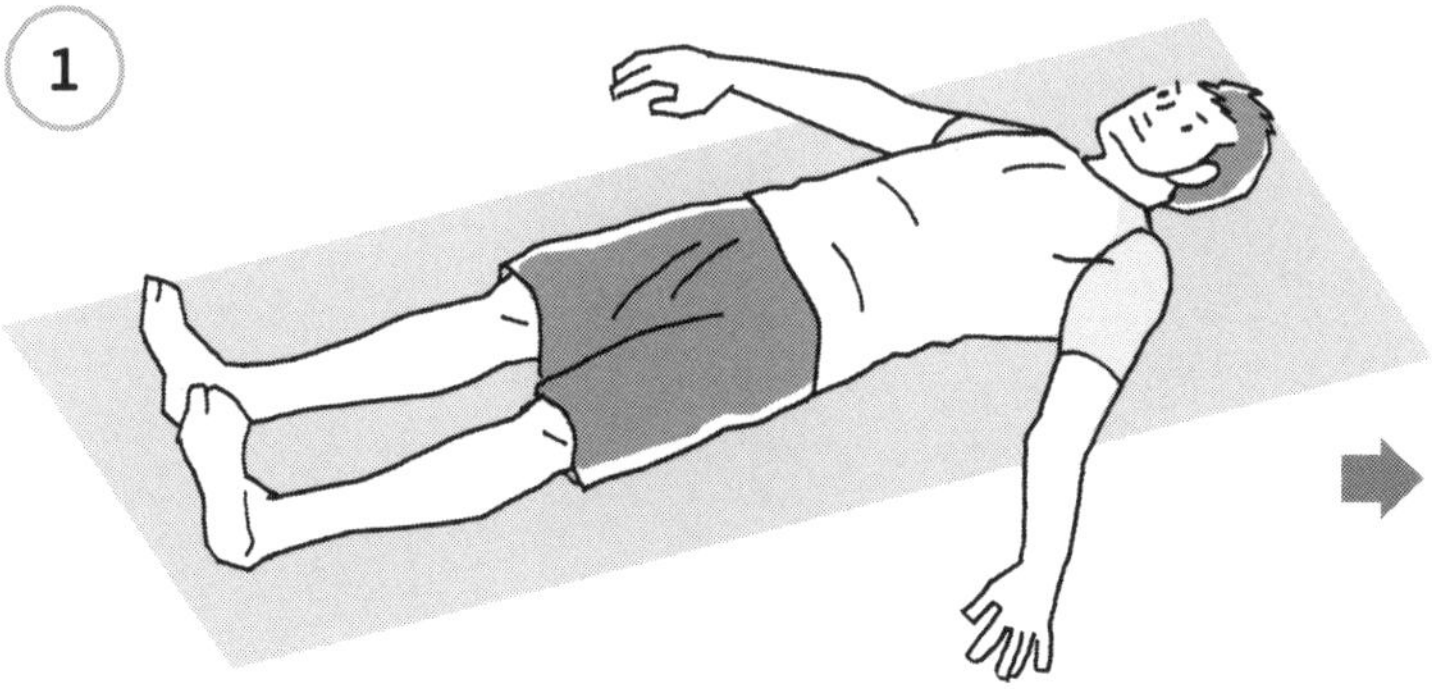

NG

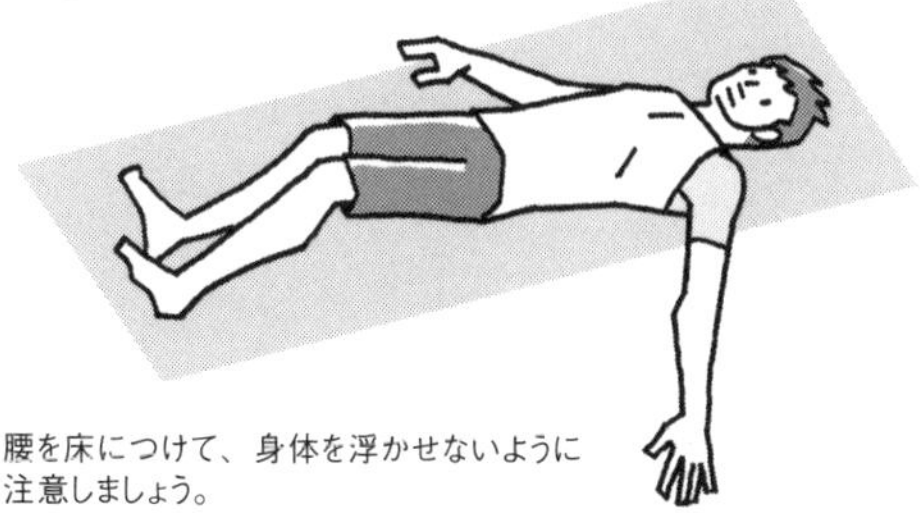

※腰を床につけて、身体を浮かせないように注意しましょう。

セル・エクササイズ⑪――ぐっすり眠る

ベッドに入ってもなかなか安らかな眠りが訪れない場合にぜひ試してほしいのが、このエクササイズ。**「外関《がいかん》のツボを押す」だけで副交感神経のレベルが上がり、やがて穏やかな眠りが訪れるはずです。**

ぐっすり眠ることは美と健康の基本です。

深い眠りほど副交感神経が活性化されて腸も働くため、代謝がよくなり、血液の質もよくなり、太りにくい体になります。もちろん美容にもすぐれています。

もし**「不眠症」で悩まれていたら、昼間「集中して歩く」ことをおすすめします。**歩くといっても、1時間、2時間といった本格的なウォーキングではありません。20分、30分でかまいませんから、「歩く」という行為に集中してください。そうすることによって睡眠に必要な「セロトニン」というホルモンが体内でつくられ、それが「メラトニン」となって眠気を誘うのです。

休みの日には、朝夕の散歩も、ぐっすり眠るためには必要なエクササイズです。

外関のツボを押す

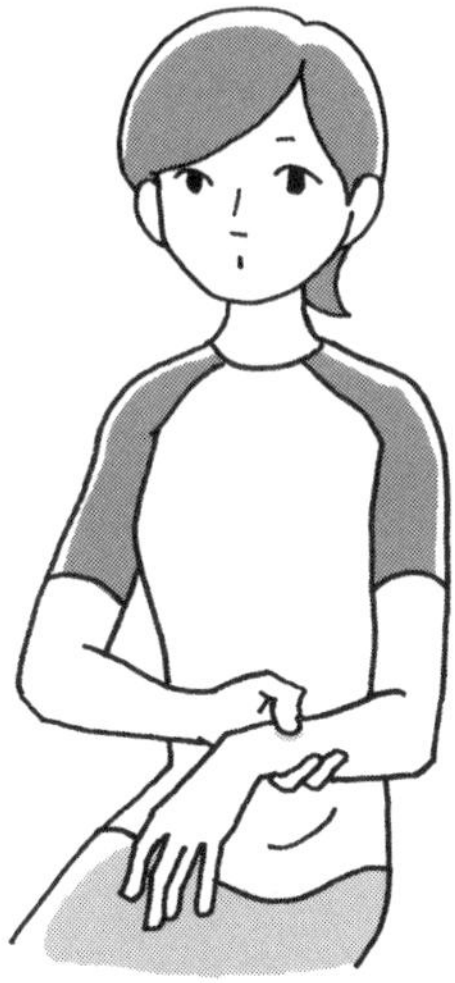

息を吐きながら
外関のツボを押す

背筋を伸ばした姿勢で椅子に座り、息を吐きながら、外関のツボを5秒間押しましょう。左右のツボをしっかり押さえてください。

〈外関の見つけ方〉

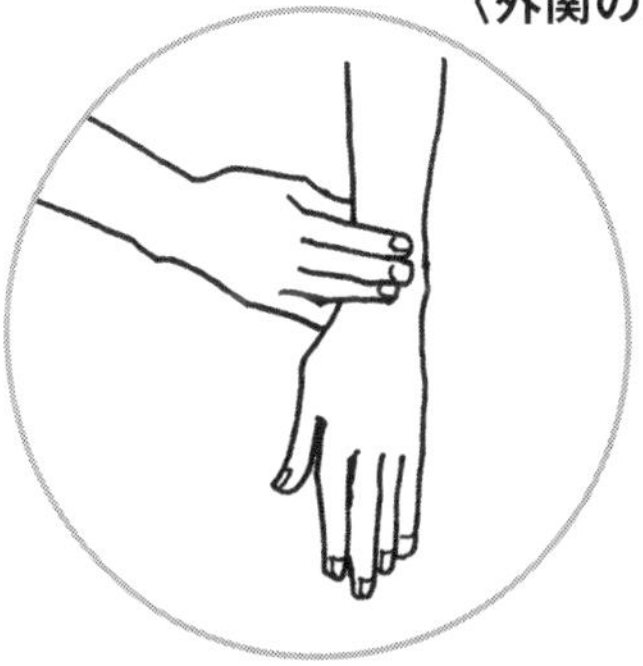

手首を反らしたときにできるシワの部分に、反対の手の薬指・中指・人差し指の3本を添えます。

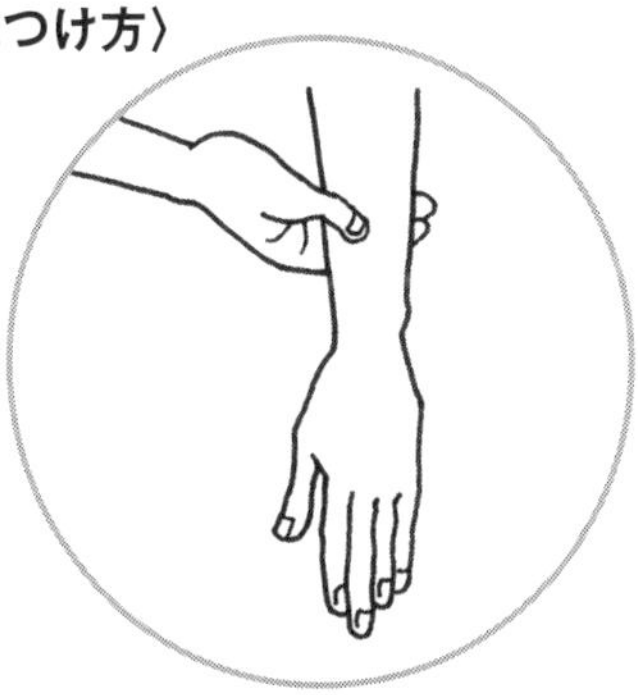

人差し指の下で、ちょうど腕の幅の真ん中あたりに押して気持ちいいと感じる場所があります。そこが「外関」のツボです。

第3章

「体のお悩み」を解消する
セル・エクササイズ

セル・エクササイズ⑫——頭痛を改善する

いまや現代病ともいえる頭痛。その種類もさまざまですが、とくに**偏頭痛の場合は、基本的に交感神経が異常に高くなり、血管が収縮していることが原因です。**生理痛からくる頭痛も同じです。一度頭痛になると集中力に欠け、仕事などさまざまなことで支障を来すことがあります。体を休めても薬を飲んでも治らず、ひどいときには「いっそ頭を開いて、この痛みを取り除きたい！」と思われた方も少なくないでしょう。

そんな**偏頭痛が持病になっている方は、「ゆっくり動く」動作を意識してみてください。**スローな動きを取り入れることで副交感神経が徐々に上がり、血管も広がって血流がよくなります。食事もゆっくり、電話をかけるときもゆっくり、入浴もゆっくりを意識すれば、少しずつ頭の痛みも改善されます。

そのうえで、**「首回し」**のエクササイズを行えば、**首回りの筋肉を効果的にストレッチすることができ、頭痛も解消されるはずです。**

肩こりや首のこりでお悩みの方にもおすすめですよ。

首回し

1

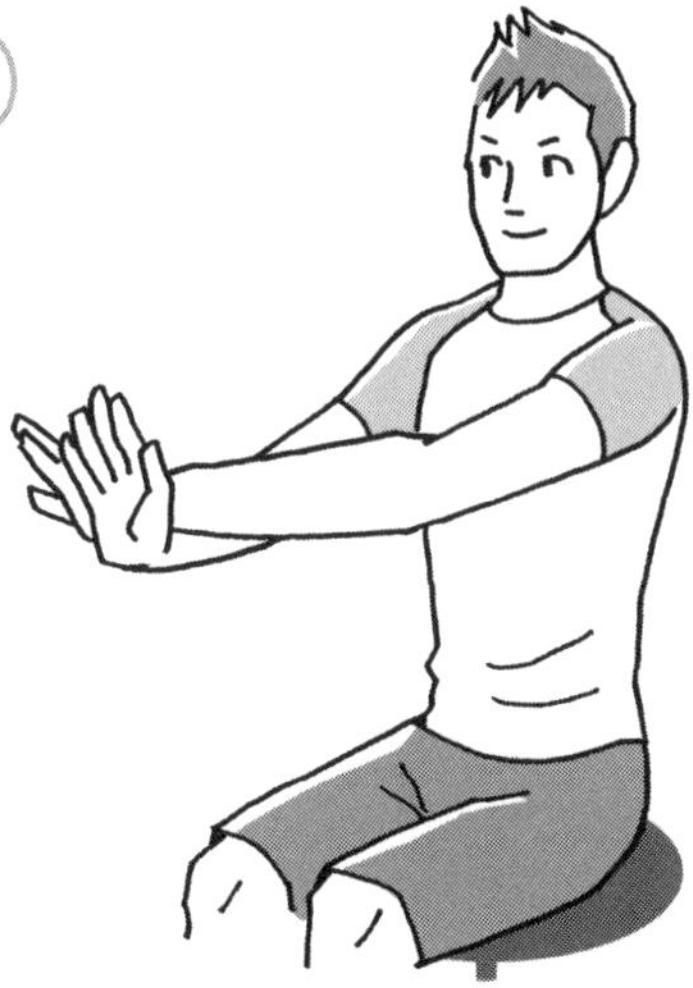

腕を伸ばして、手首をクロス

背筋を伸ばした姿勢で椅子に座ります。腕を体の前でまっすぐ伸ばし、両手首をクロスさせます。肩に余計な力が入らないよう注意しましょう。

2

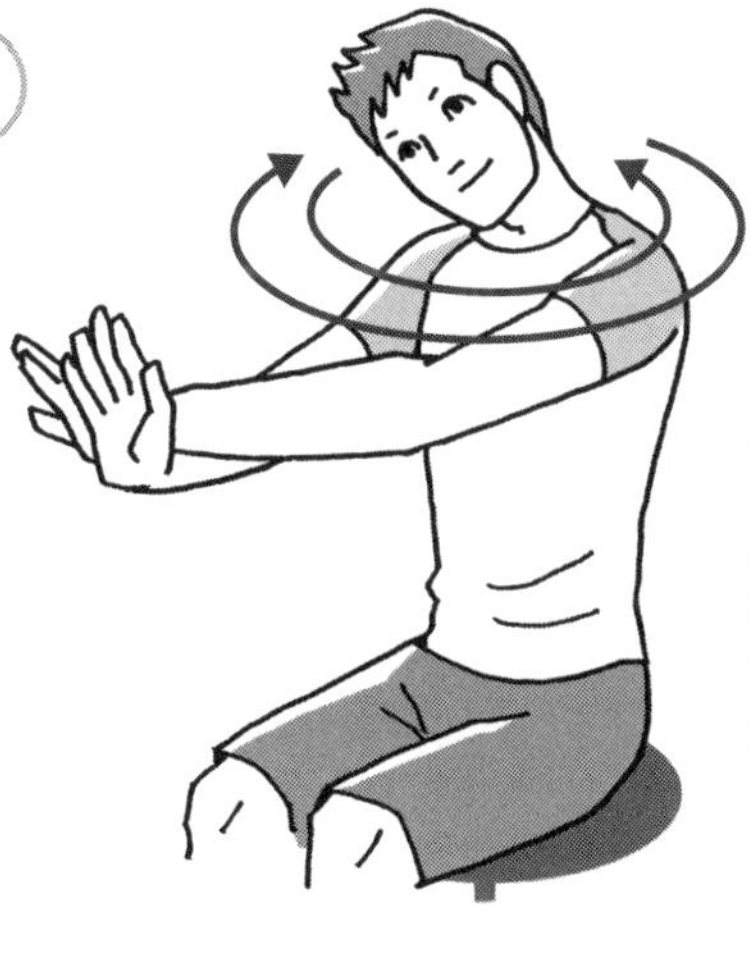

手首をしっかりロックして首を回す

①の姿勢を保ったまま、首を時計回りにゆっくり回しましょう。回し終わったら、今度は反対方向に回します。3回繰り返しましょう。

セルフ・エクササイズ⑬——肩こりを改善する

まるで重い荷物を背負っているかのような肩こりは作業効率を下げます。前のページで紹介した頭痛も、肩こりが悪化したためになるケースが多々あります。

それくらい肩こりは諸症状と密接に関係があります。だからこそ、肩こりを解消すれば、ありとあらゆる疾患を予防することができるのです。

肩こりも基本的には偏頭痛と同じく、交感神経が上昇し、首や肩の周辺の筋肉が緊張して硬くなることで起きます。血管の収縮が筋肉の緊張を呼び起こすので、蒸しタオルなどで首や肩を温め、血行をよくするのも効果的です。しかし、そういった急場しのぎではなく、習慣となっている肩こりを改善するには**「肩甲骨回し（上）（前）」**がおすすめです。

この「肩甲骨回し」のエクササイズは、たんに肩を回すだけのストレッチと違い、**腕全体を使うことで筋肉により刺激を与えることができ、こり固まった筋肉を根本からほぐすのに効果的です。**肩こりや背中の痛みに即効性があるだけでなく、女性はバストアップにも期待が持てますよ。

緊急の肩こり解消

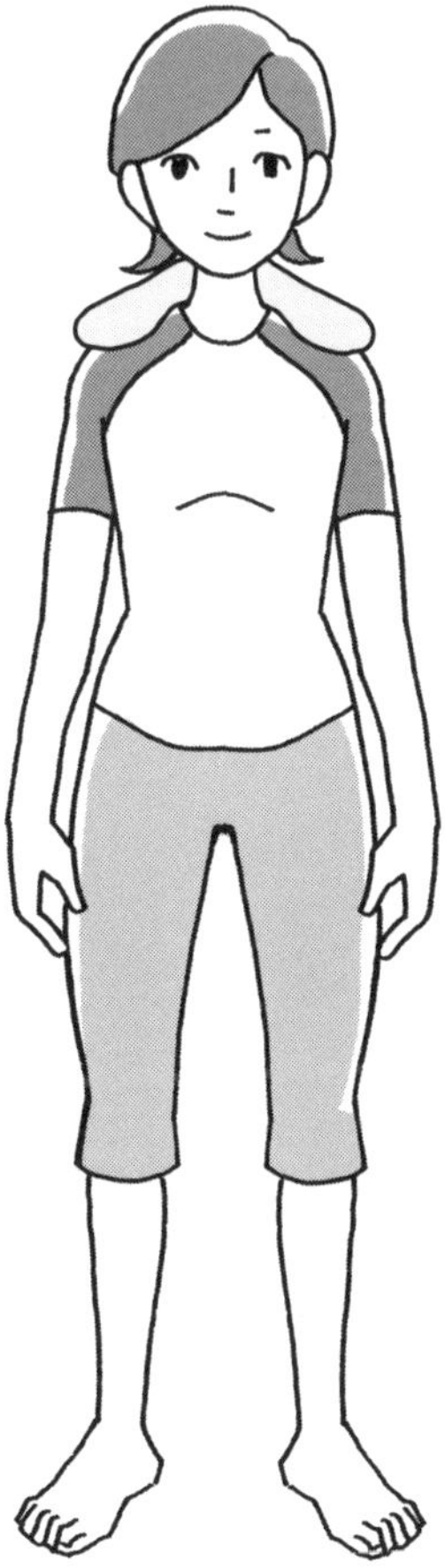

蒸しタオルを
肩こり患部に当てる

血管の収縮が筋肉の緊張を呼び起こすので、蒸しタオルなどで首と肩を温め、血行をよくするのも効果的です。

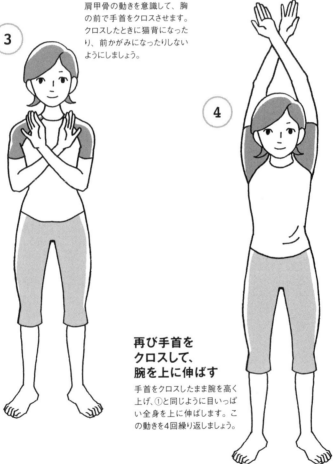

腕を胸の前でクロス

肩甲骨の動きを意識して、胸の前で手首をクロスさせます。クロスしたときに猫背になったり、前かがみになったりしないようにしましょう。

3

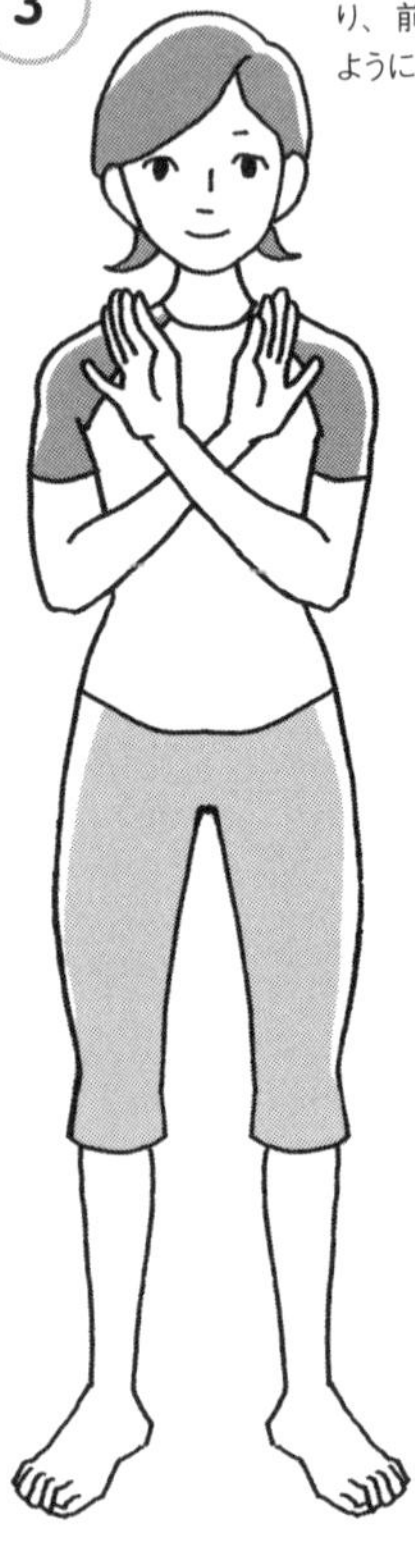

4

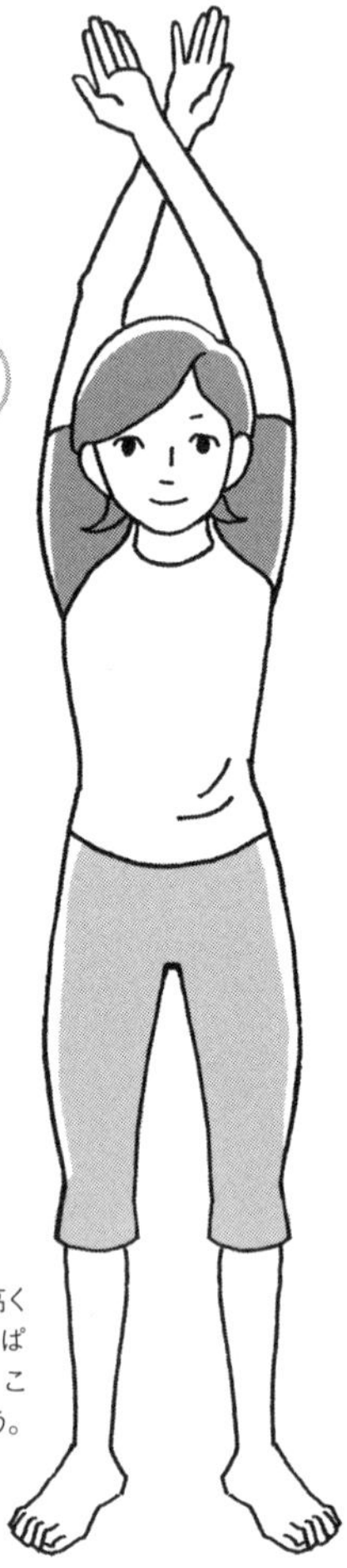

再び手首をクロスして、腕を上に伸ばす

手首をクロスしたまま腕を高く上げ、①と同じように目いっぱい全身を上に伸ばします。この動きを4回繰り返しましょう。

肩甲骨回し（上）

1

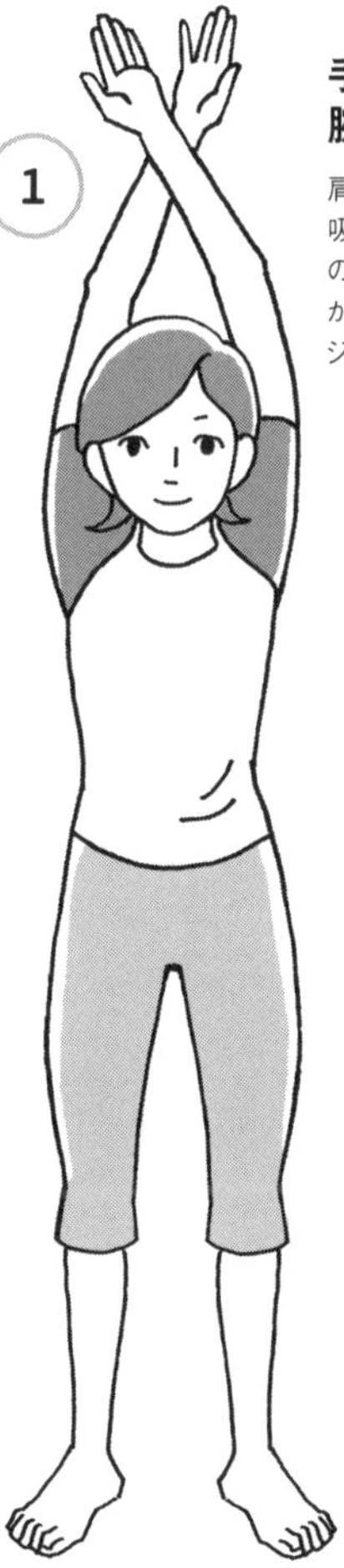

手首をクロスして、腕を上に伸ばす

肩幅ぐらいに足を開き、息を吸いながら腕を高く上げ、頭の上で手首をクロスします。上から引っ張られるようなイメージで、体を上に伸ばしましょう。

2

半円を描くように両腕を広げる

①の姿勢から、手のひらで半円を描きながら両腕を左右に開きます。息をゆっくり吐きながら、ひじは後ろに引いて胸を張りましょう。

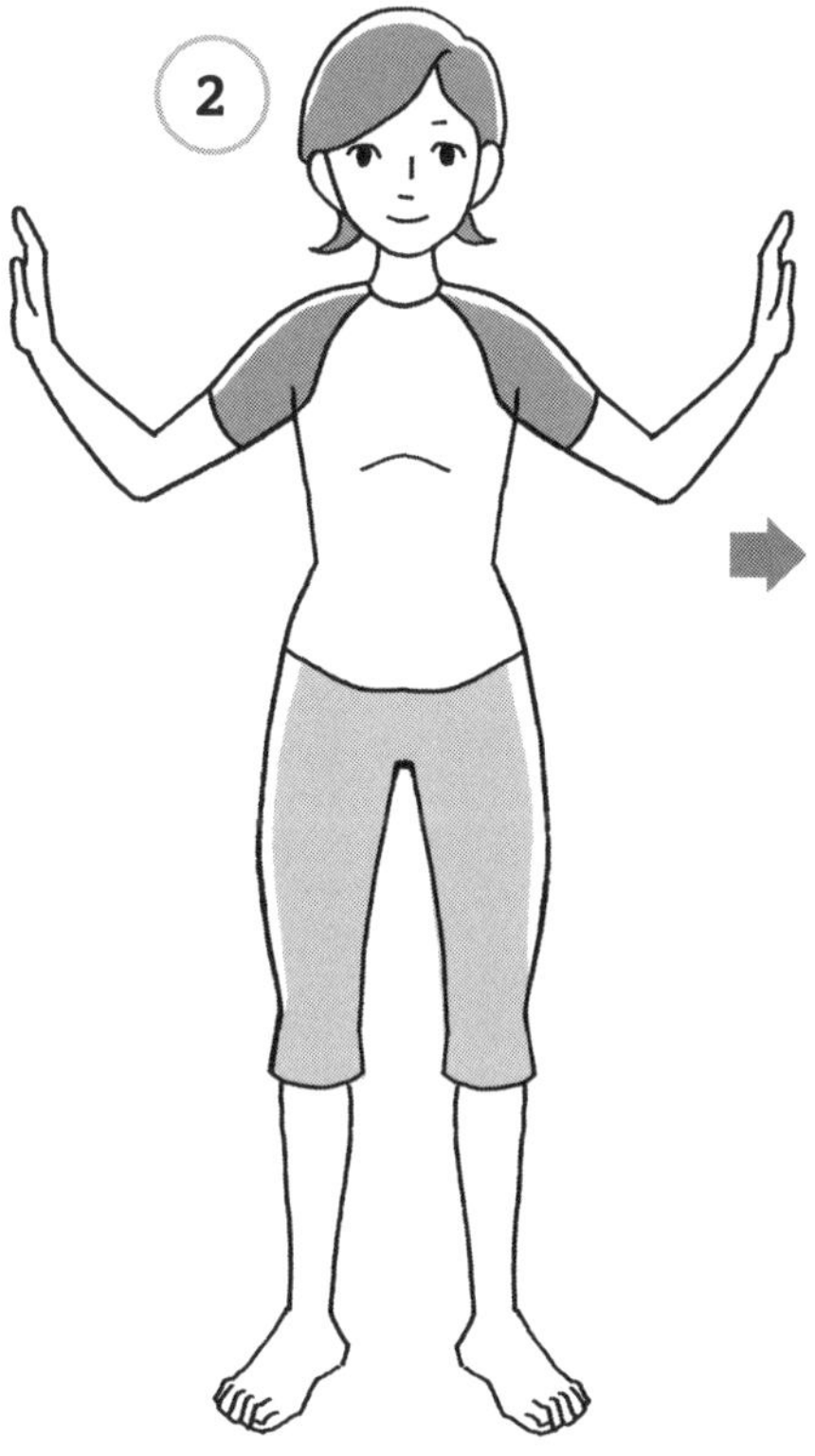

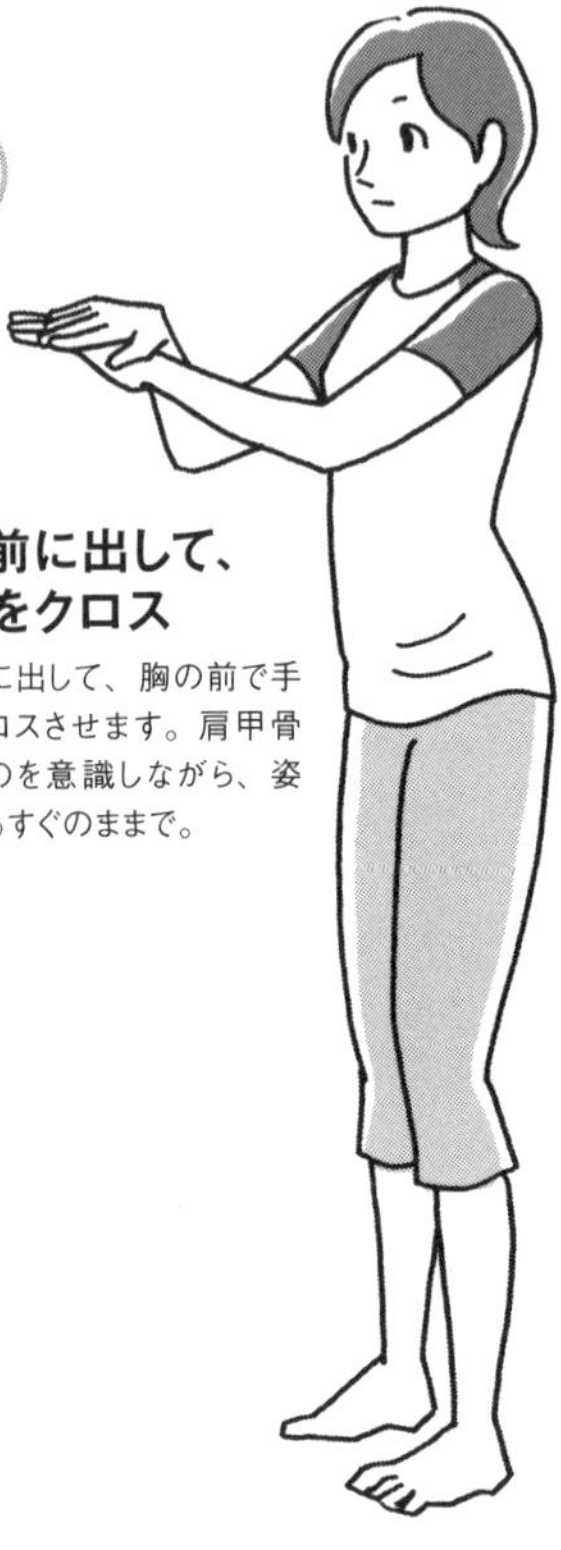

3

腕を前に出して、手首をクロス

腕を前に出して、胸の前で手首をクロスさせます。肩甲骨が開くのを意識しながら、姿勢はまっすぐのままで。

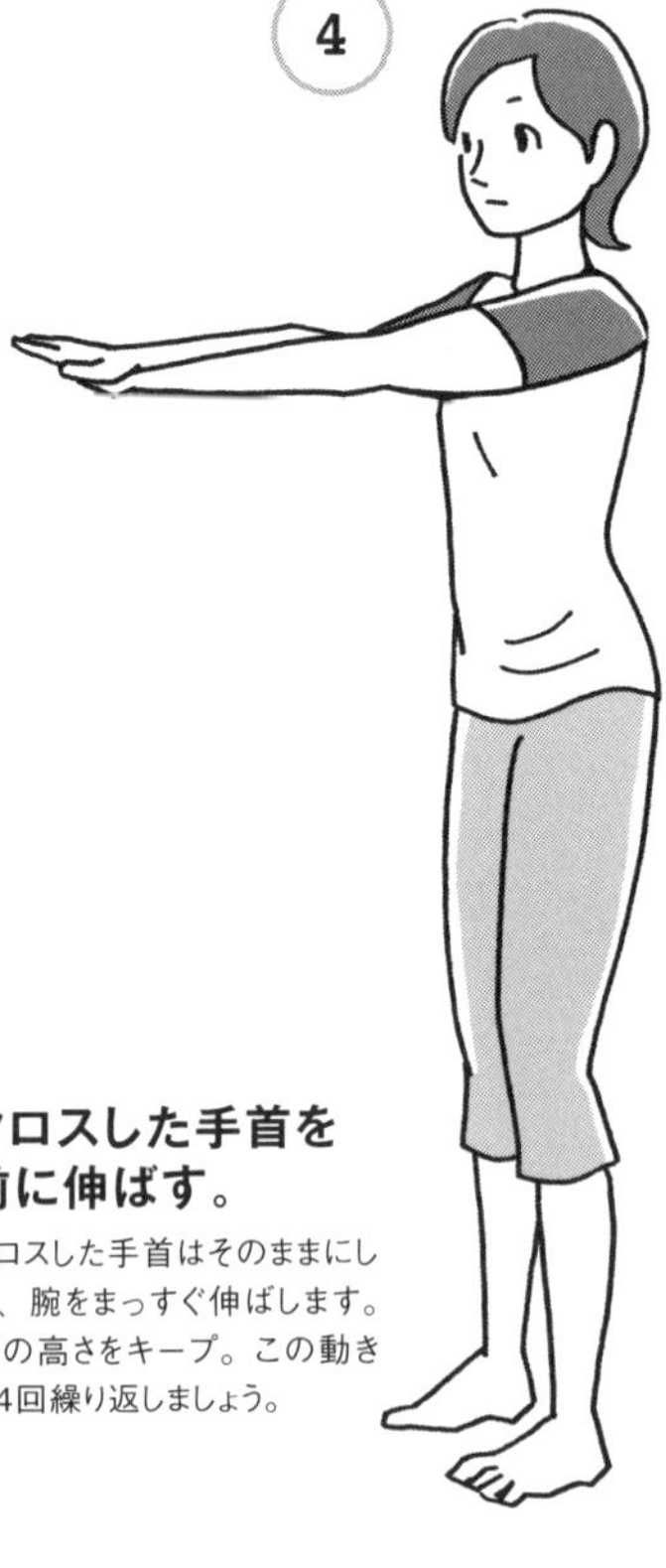

4

クロスした手首を前に伸ばす。

クロスした手首はそのままにして、腕をまっすぐ伸ばします。肩の高さをキープ。この動きを4回繰り返しましょう。

肩甲骨回し（前）

1

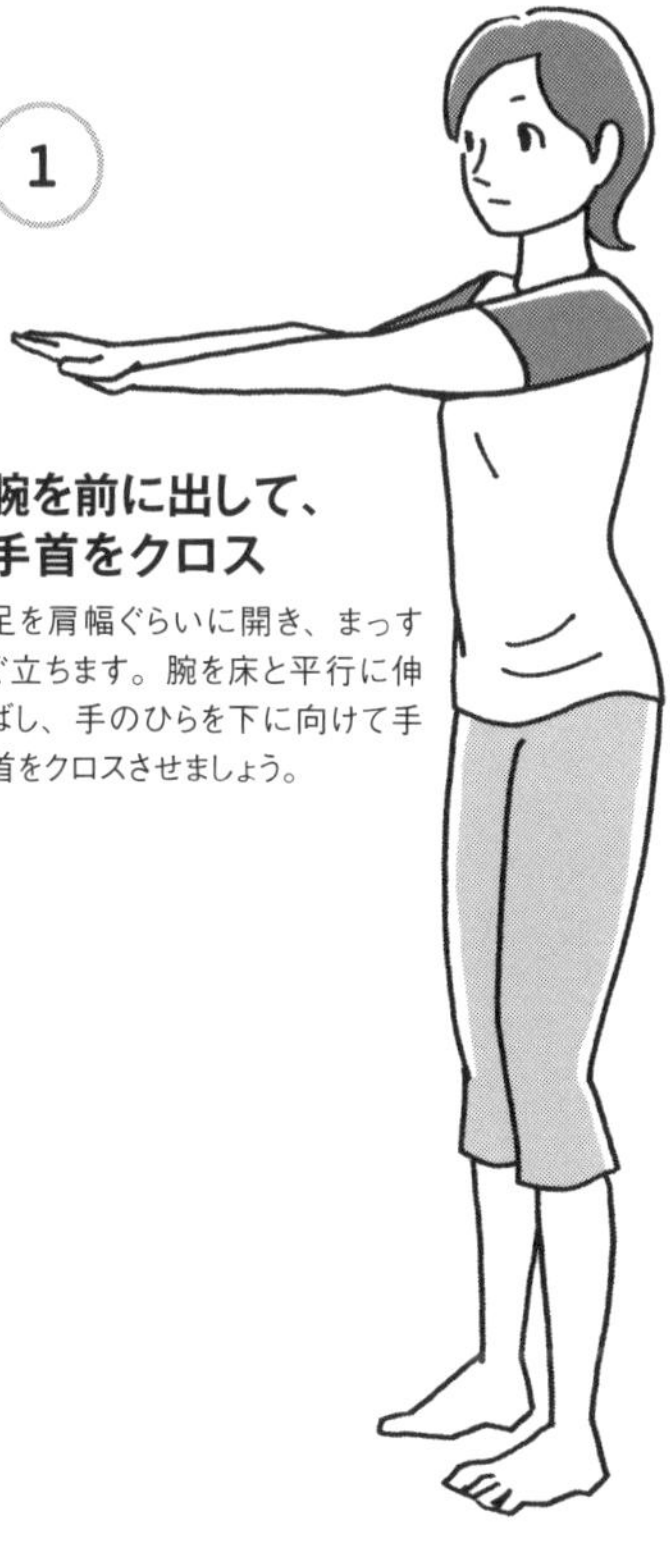

腕を前に出して、
手首をクロス

足を肩幅ぐらいに開き、まっすぐ立ちます。腕を床と平行に伸ばし、手のひらを下に向けて手首をクロスさせましょう。

2

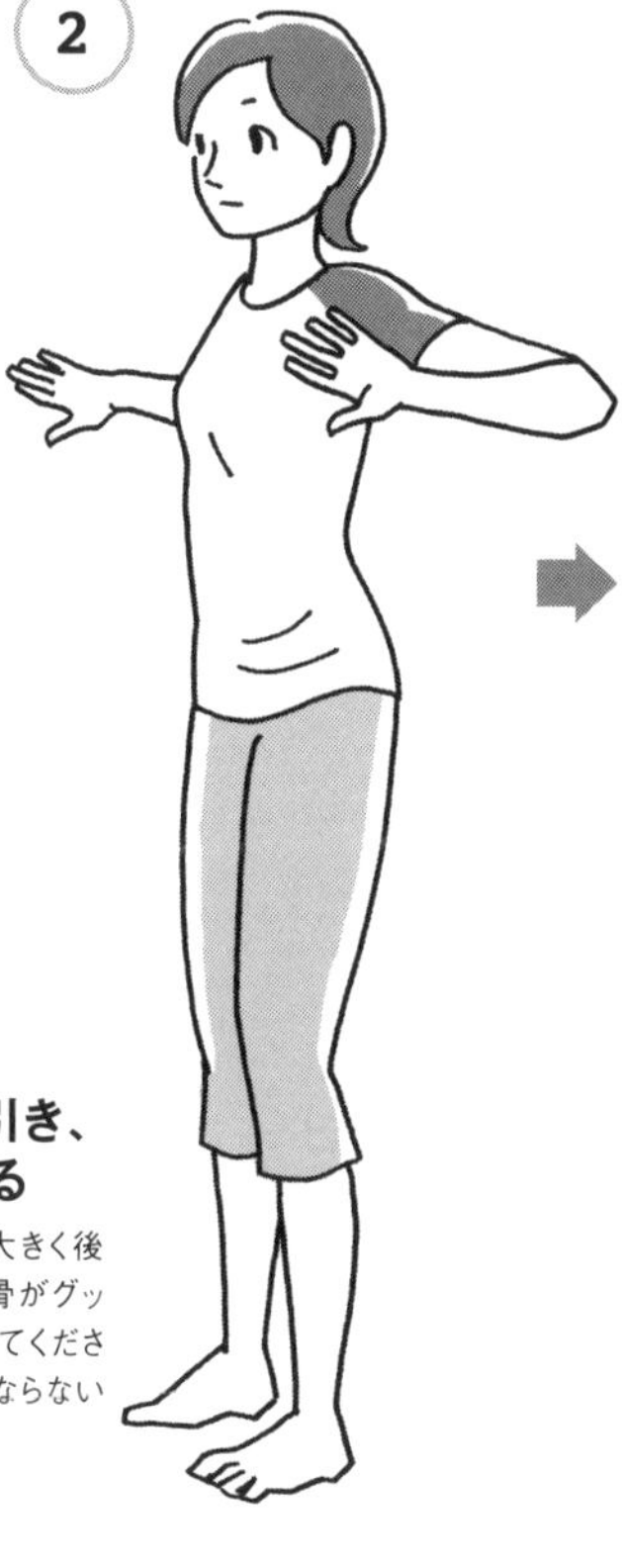

ひじを後ろに引き、
肩甲骨を寄せる

両腕を曲げ、ひじを大きく後ろに引きます。肩甲骨がグッと寄っていくのを感じてください。体が前かがみにならないよう気をつけましょう。

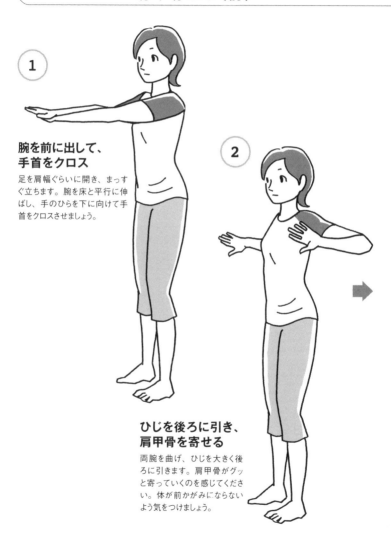

セル・エクササイズ⑭——腰痛を改善する

デスクワークや車の運転など同じ姿勢を続けている人は、腰に負担がかかっています。ずっと動かずにいるので、腰のあたりが鬱血《うっけつ》してしまうからです。それだけでなく、肉体労働など体を酷使する職種でも、腰痛は慢性化する危険性があります。

悪い姿勢を続けても、腰の筋肉に負担が加わり、筋肉が緊張して硬くなったり、腰を支える力が弱まったりしてしまいます。

そんな腰痛対策にピッタリなのが**「全身伸ばし（上）」**と**「全身伸ばし（前）」**です。

まずは「全身伸ばし（上）」で腕を大きく伸ばし、肩、肩甲骨、腕をストレッチしてください。そして、「全身伸ばし（前）」では、腕を伸ばしたまま体を前に倒すため、腰やお尻、そして太ももの筋肉まで、ダイレクトに刺激が行きわたります。

血流もアップして、鬱血によって緊張した筋肉もほぐれるはずです。

お昼休みや仕事の合間に、たった3分でもかまいません。この「全身伸ばし（上）」「全身伸ばし（前）」で体を大きく動かして筋肉をほぐしましょう。

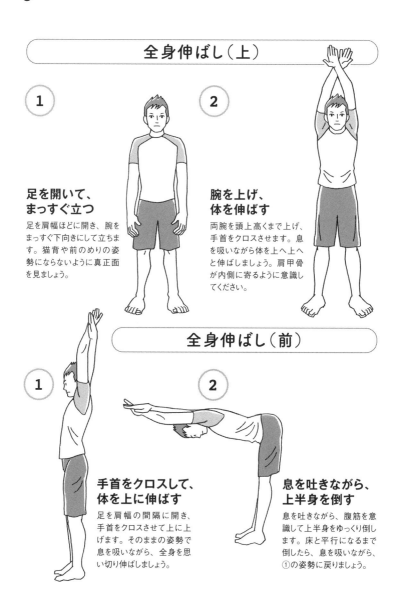

全身伸ばし（上）

1

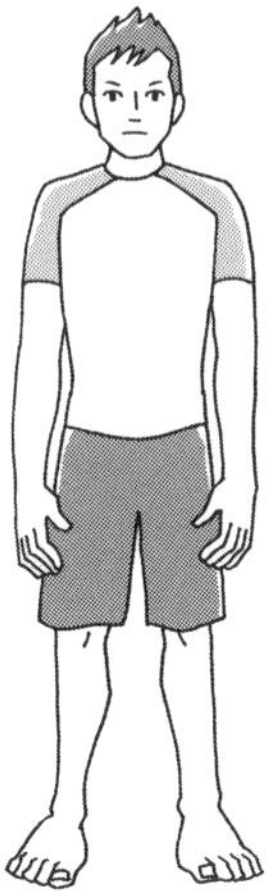

足を開いて、まっすぐ立つ

足を肩幅ほどに開き、腕をまっすぐ下向きにして立ちます。猫背や前のめりの姿勢にならないように真正面を見ましょう。

2

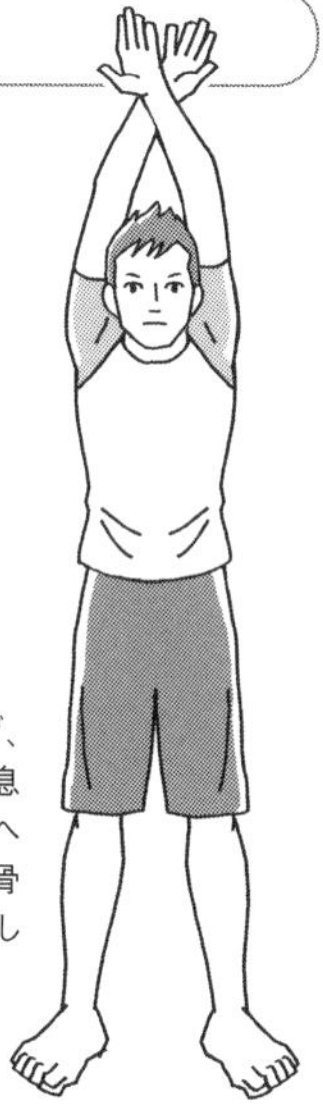

腕を上げ、体を伸ばす

両腕を頭上高くまで上げ、手首をクロスさせます。息を吸いながら体を上へ上へと伸ばしましょう。肩甲骨が内側に寄るように意識してください。

全身伸ばし（前）

1

手首をクロスして、体を上に伸ばす

足を肩幅の間隔に開き、手首をクロスさせて上に上げます。そのままの姿勢で息を吸いながら、全身を思い切り伸ばしましょう。

2

息を吐きながら、上半身を倒す

息を吐きながら、腹筋を意識して上半身をゆっくり倒します。床と平行になるまで倒したら、息を吸いながら、①の姿勢に戻りましょう。

セル・エクササイズ⑮――朝の足のむくみをとる

朝起きたら足がむくんでいて驚いたという経験はありませんか。

むくみは美容の大敵です。おしゃれを楽しみたくても、むくんだ足では台無しですよね。一般的に、むくみは水分の過剰摂取が原因だと思われている方も多いでしょうが、それは大きな間違いです。本当の理由は、水分不足にあります。**脱水症状が続くと、細胞の飢餓センサーが働いて水分をため込もうとするため、むくみが起きるのです。**だから、適度に水分をとり続けることはむくみ予防にもなるのです。一日1～2リットルの水分をとるように心がけましょう。

むくみが気になる方におすすめなのが、「**足首揺らし**」と「**足首回し**」のエクササイズです。まず「足首揺らし」で血流を促進してください。これによって**副交感神経が上昇し、全身に血液がめぐります。**「足首回し」はひざや股関節の筋肉に刺激を与えることで**固まっていた筋肉がゆるみ、むくみを解消します。**「足首回し」は座ったままでもできるので、気軽で手軽なエクササイズです。

足首揺らし

1

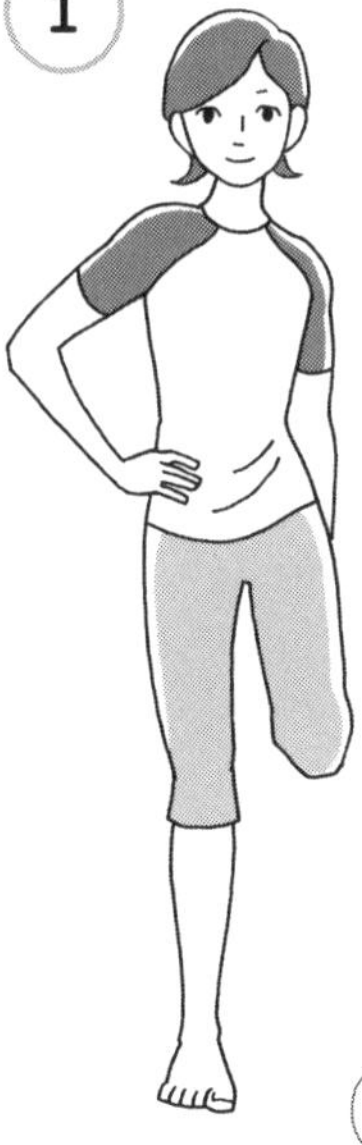

足首をつかんで片足立ち

姿勢をまっすぐにして立ち、右手で腰をつかみます。左足を後ろに曲げて、左手で足首をつかみ、かかとをお尻に引き寄せます。

2

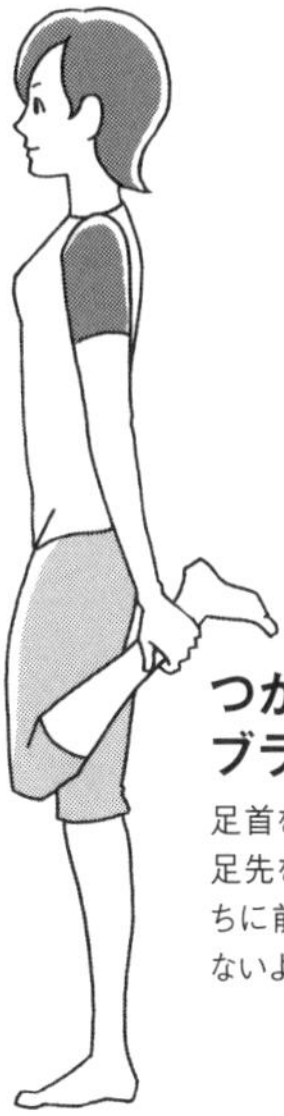

つかんだ足先をブラブラ揺らす

足首をつかんだまま12秒間足先を揺らします。揺らすうちに前のめりの姿勢にならないよう気をつけましょう。

足首回し

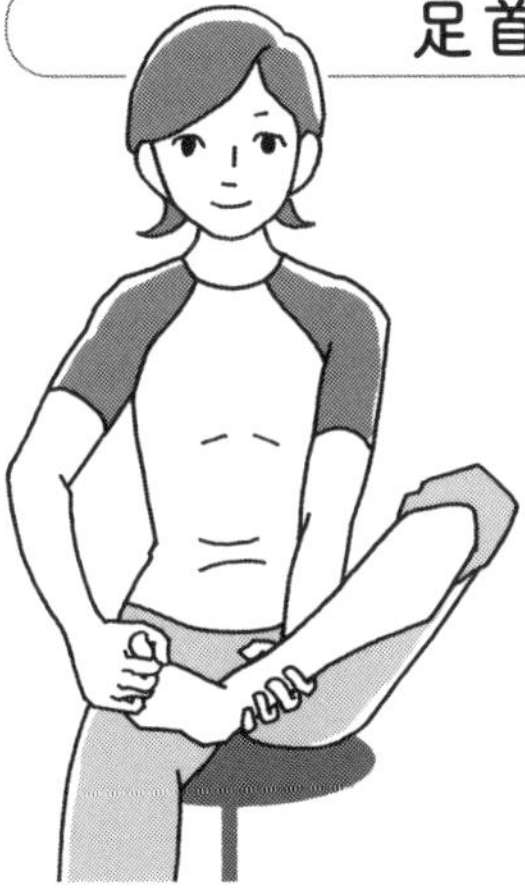

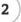

足を浮かせて、足首を両手で回す

椅子に座り、左足を浮かせます。左手は足首、右手はつま先を持ってください。このとき、左手の薬指と小指で左足の外くるぶしを挟みます。両方向に10回ずつ回したら、反対の足も同様に回しましょう。

セル・エクササイズ⑯——骨盤の歪みを改善する

体のほぼ中心に位置し、上半身を支える骨盤。この骨盤にズレが生じると、腰痛や冷え性の原因になったり、女性では生理不順や生理痛の原因になったりします。逆に骨盤がきちんと整っていれば、これらの疾患で悩まされることはありません。

「わき腹つかみ骨盤回し」「お腹つかみ骨盤回し」のエクササイズでは、**骨盤底筋を鍛えることによって本来の位置に骨盤を戻す作用があるだけでなく、大腸や小腸の腸管にもしっかり刺激が与えられます。**ここで大事なのは、腰をつかむ手の位置を正確にすること。正しい位置をつかまないと効果的ではありません。

「両ひざ倒し」のエクササイズは、股関節をリラックスさせることで体の内部から関節を調整します。**副交感神経も上昇するので、眠れない夜にこのエクササイズを行えば安眠も期待できます。**そして、ユラユラ骨盤を揺らす**「骨盤揺らし」**は猫背や反り腰などで歪んだ骨盤や背骨を正しい位置に戻すエクササイズです。こちらも一日の終わりに「両ひざ倒し」とセットで行うと相乗効果が得られる可能性がありますよ。

わき腹つかみ骨盤回し

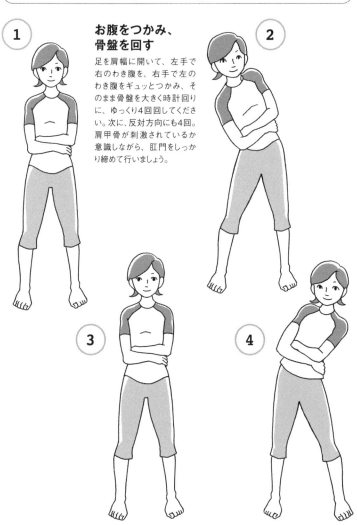

お腹をつかみ、骨盤を回す

足を肩幅に開いて、左手で右のわき腹を、右手で左のわき腹をギュッとつかみ、そのまま骨盤を大きく時計回りに、ゆっくり4回回してください。次に、反対方向にも4回。肩甲骨が刺激されているか意識しながら、肛門をしっかり締めて行いましょう。

1

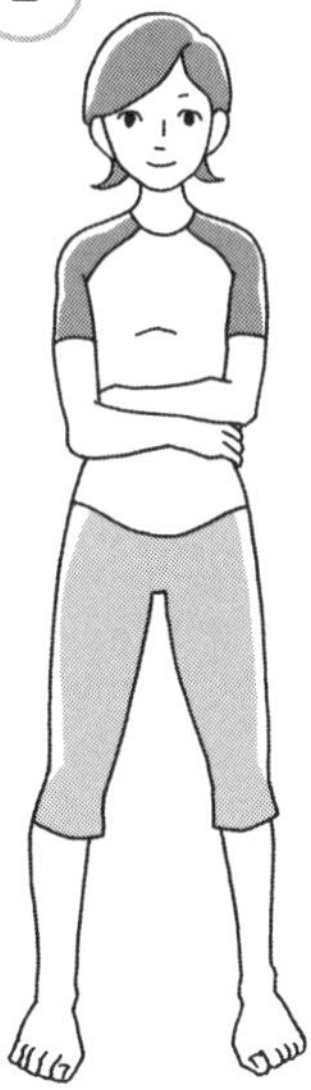

2

3

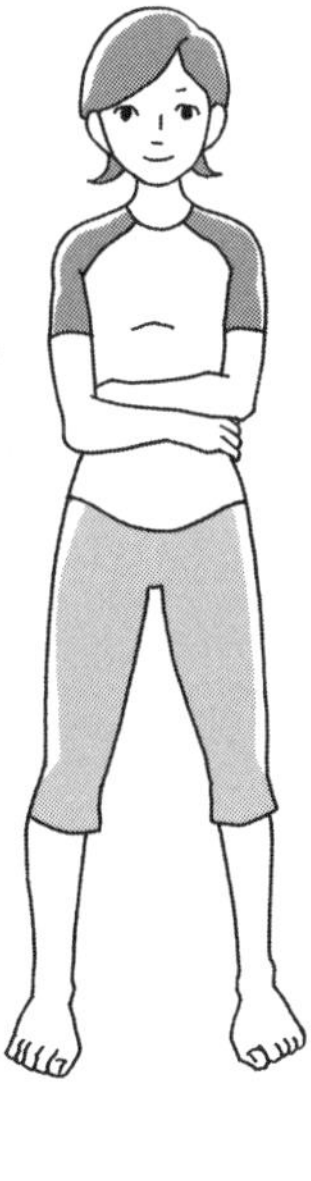

4

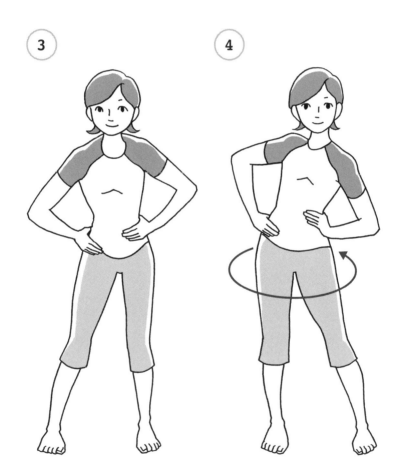

3

4

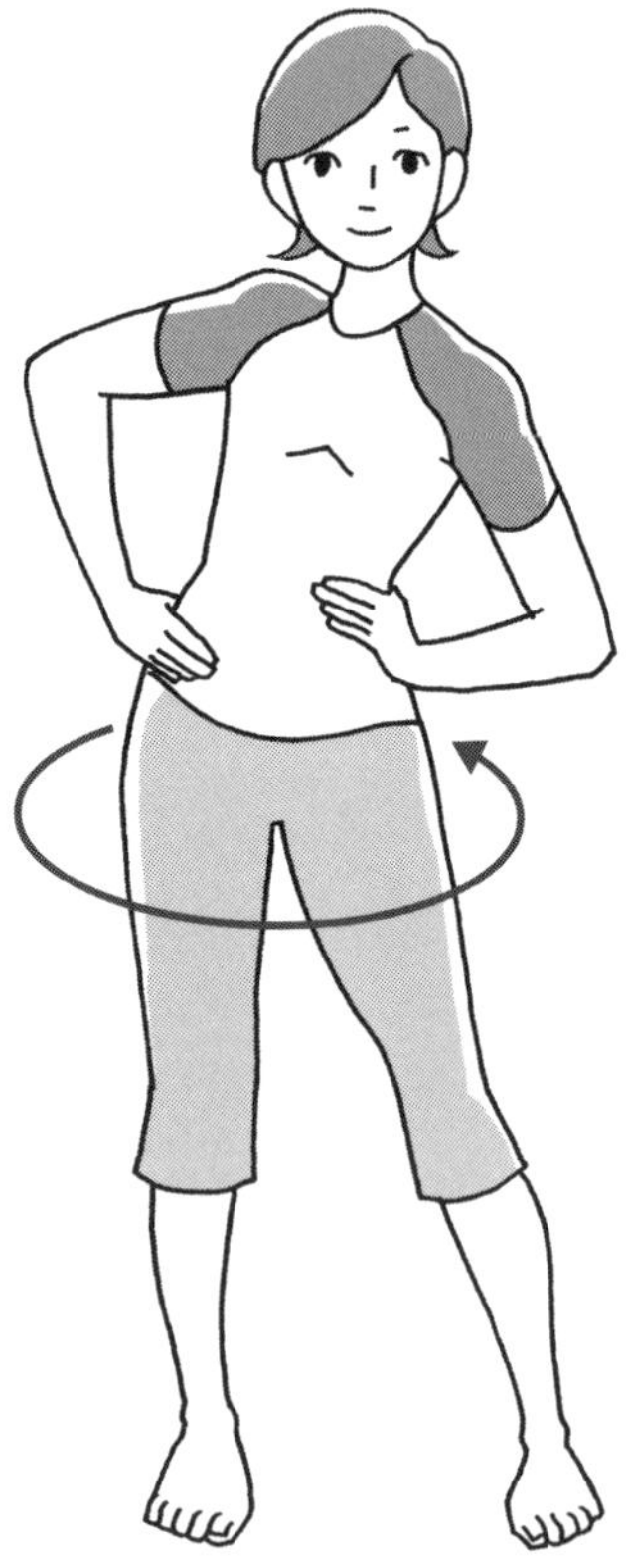

お腹つかみ骨盤回し

お腹をつかみ、骨盤を回す

足を肩幅に開いて左手で肋《ろっ》骨《こつ》の下、右手で腰骨の上をつかみ、ゆっくり時計回りに8回回したら、今度は反対方向に8回回します。終わったら、左右の手の位置を変えて、同様に骨盤を回しましょう。

1

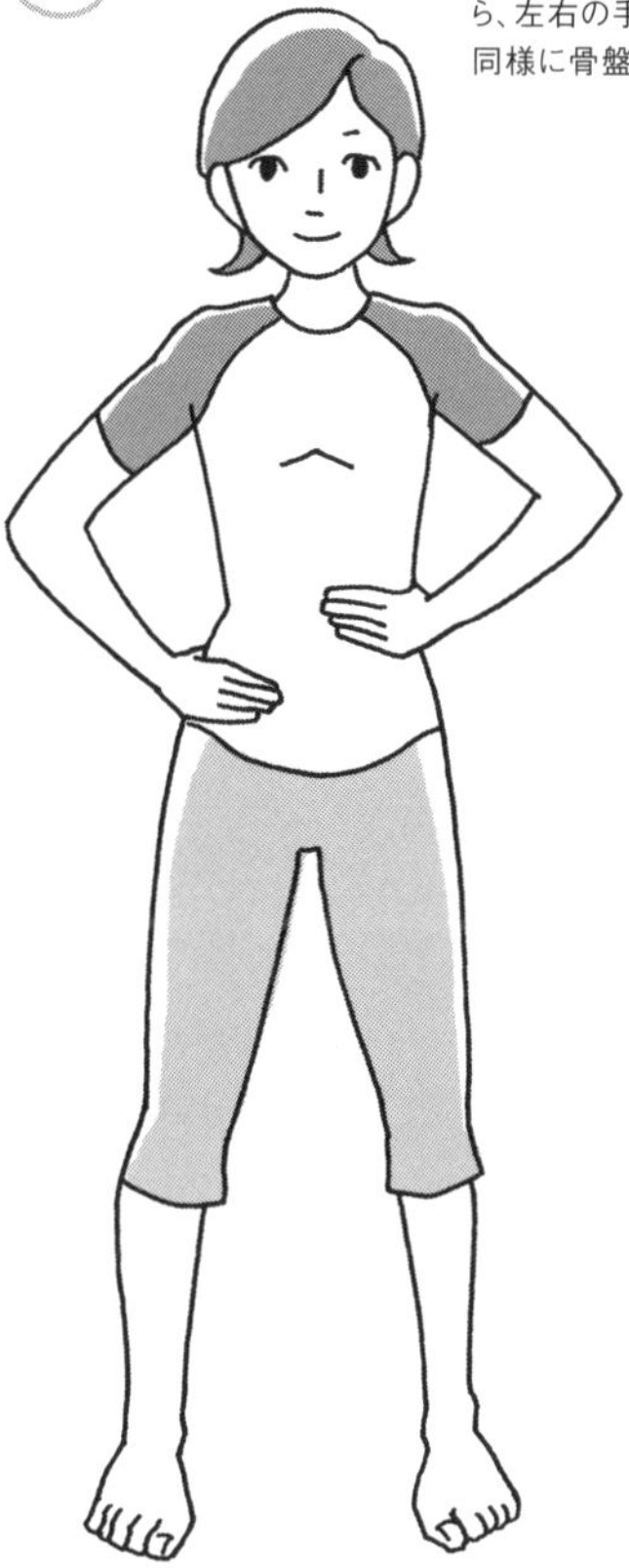

2

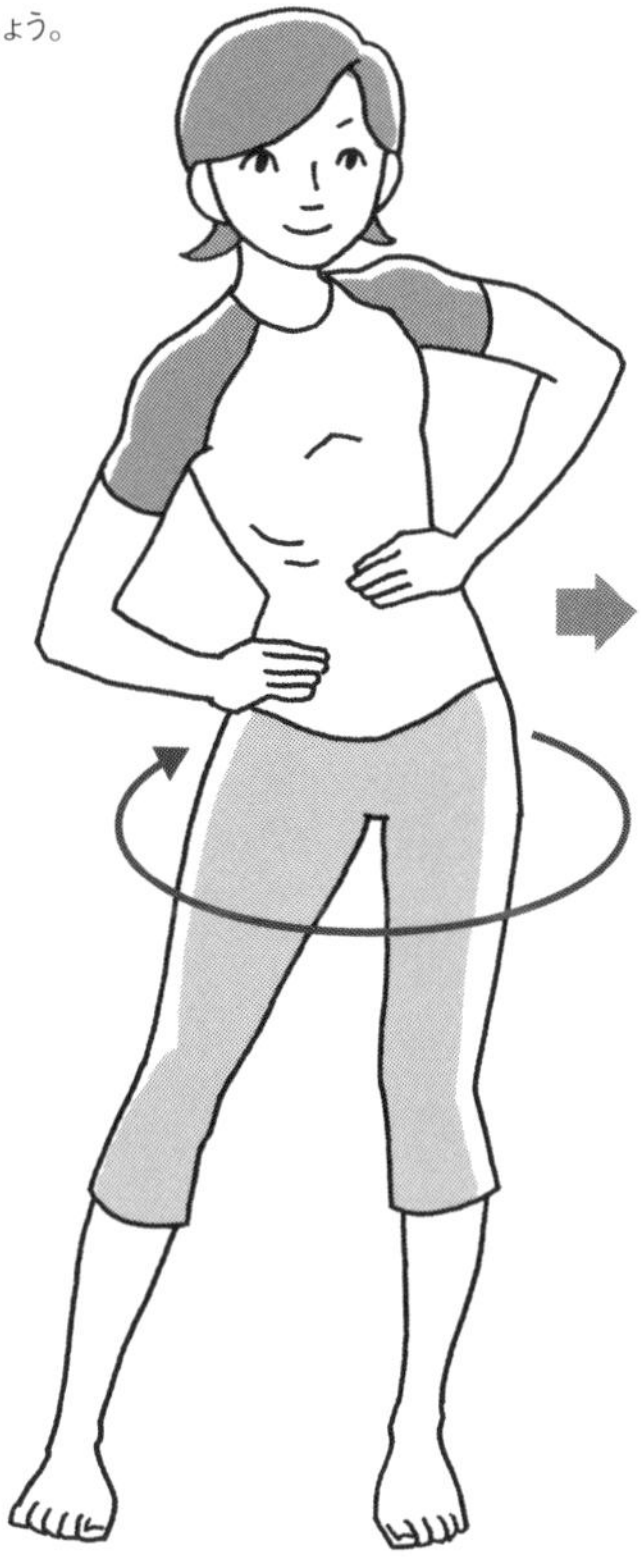

両ひざ倒し

1

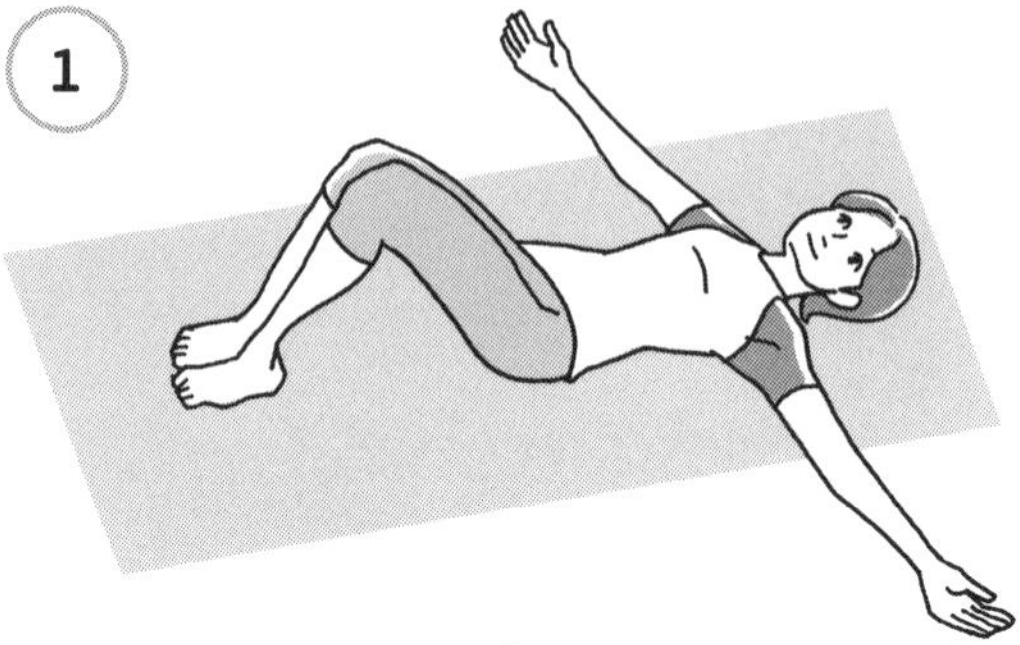

仰向けになり、ひざを90度に曲げる

仰向けに寝て、両腕を真横に広げます。手のひらは上に向けましょう。お腹の力を抜いた状態で、ひざを90度に曲げます。

2

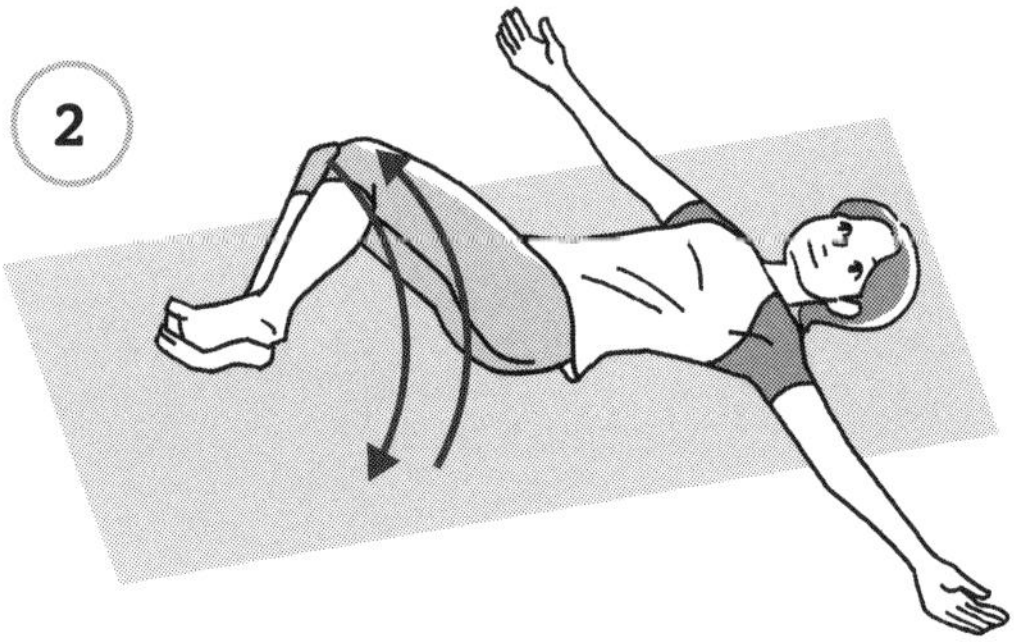

息を吐きながら、両ひざを右に倒す

息を吐きながら、両方のひざをゆっくり右に倒します。ひざを倒しながら、上を向いている手のひらを下に返しましょう。

3

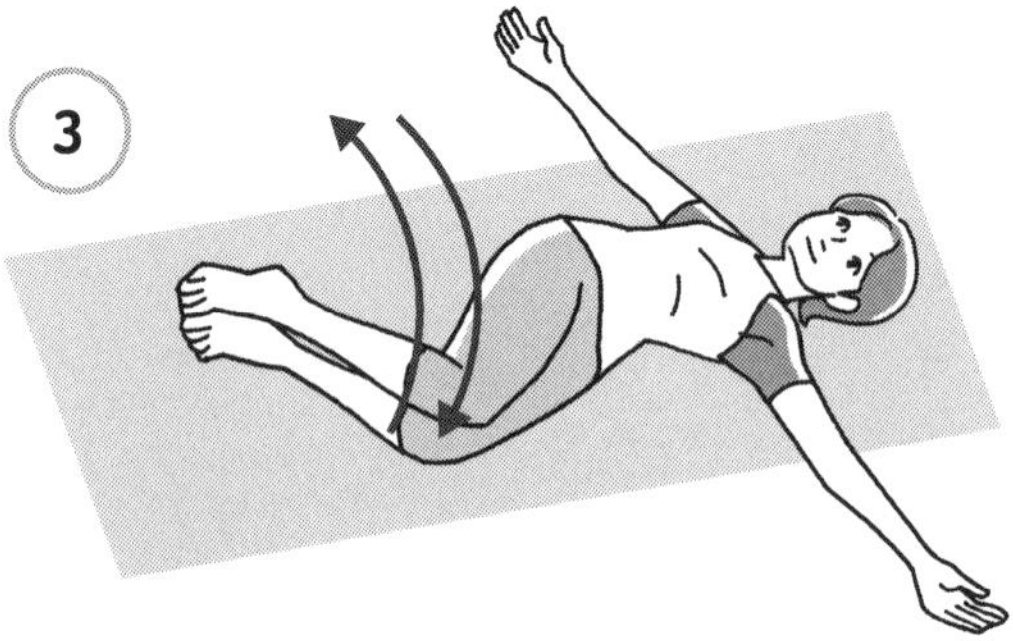

両ひざをゆっくり左に倒す

息を吸いながらひざを起こし、息を吐きながらひざを左に倒しましょう。手のひらはひざを倒しながら上に向けましょう。以上を2回繰り返してください。

骨盤揺らし

1

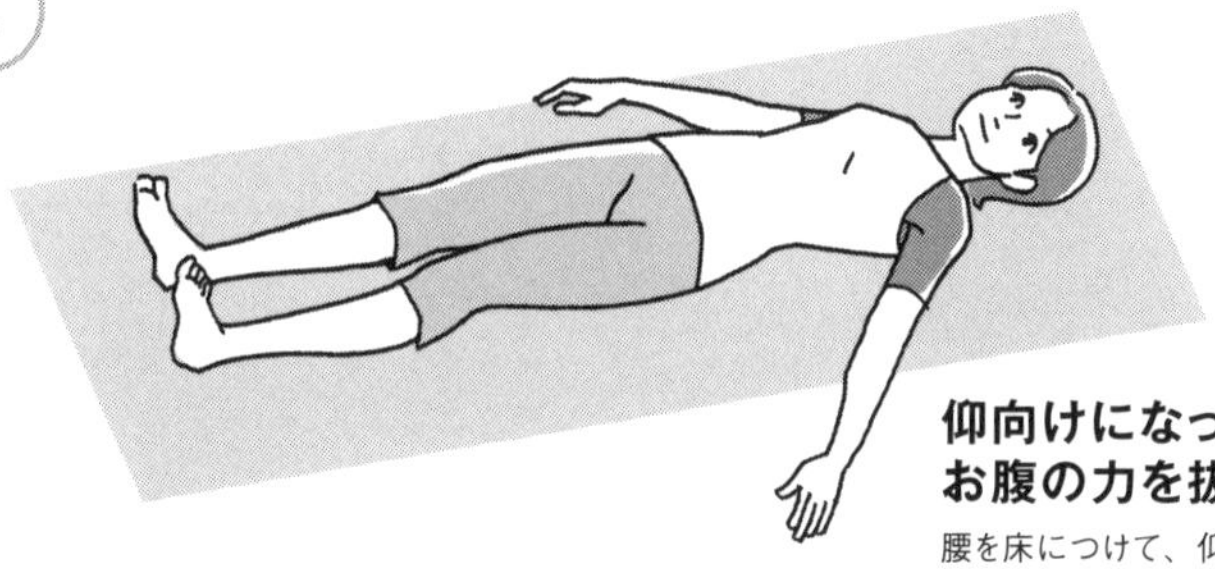

仰向けになって、お腹の力を抜く

腰を床につけて、仰向けに寝てください。腕は軽く開いた状態で、腹筋もリラックスさせましょう。

リラックスして、骨盤だけを揺らす

体全体の力を完全に抜いた状態で、骨盤を左右に揺らします。力むと気持ちよく感じられないので、骨盤の動きの反動のみで揺らしてください。

2

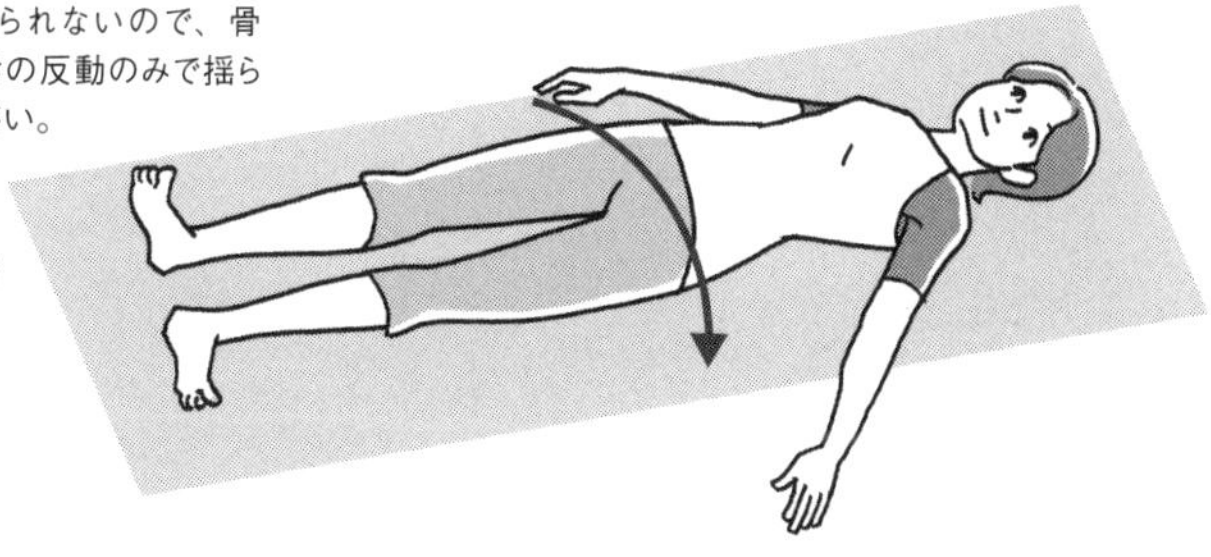

3

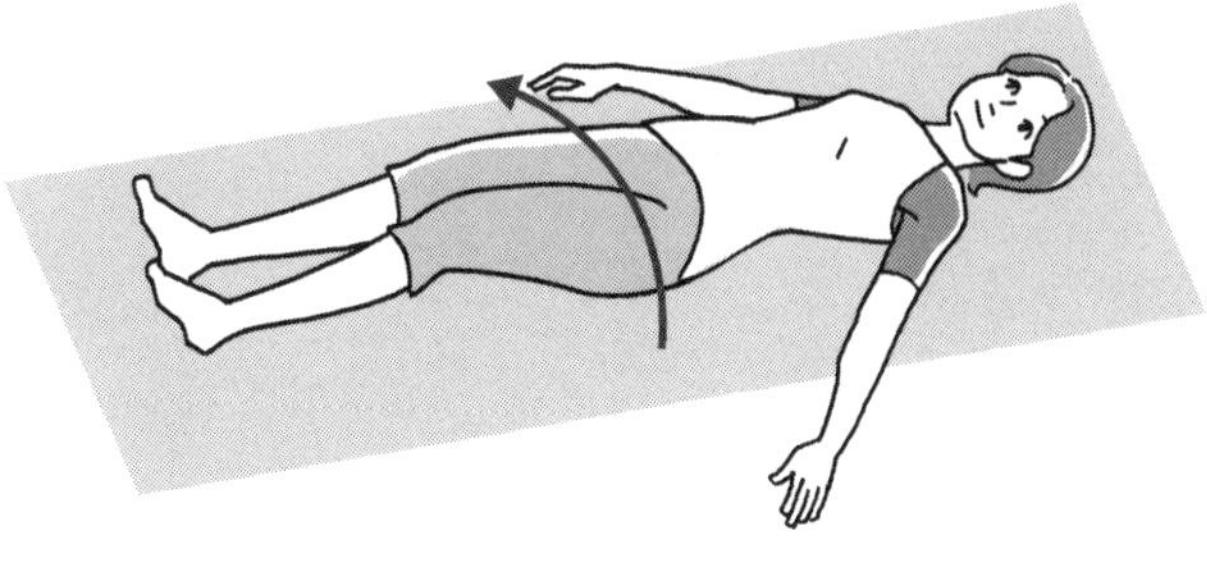

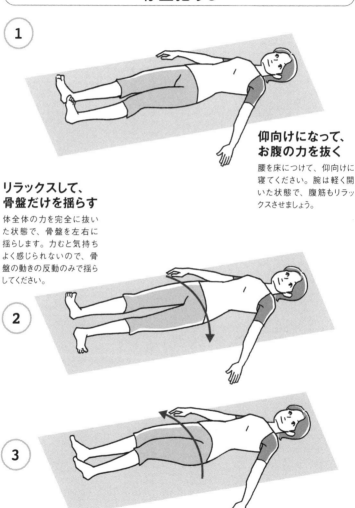

セル・エクササイズ⑰——便秘を改善する

自律神経のバランスが崩れると起きるのが「便秘」。便秘とは「腸の内容物を移動させる機能（筋肉）が低下し、便をうまく排出できない状態」をいいます。

腸は自律神経のバランスを保つうえで、とても大事な器官です。腸の動きが整えば、自然と自律神経のバランスもアップします。つまり、**「腸の働きがいい人は、自律神経が整っている」**ことになるのです。では、腸内運動をよくするにはどうすればいいでしょうか。

まずヨーグルトなどに含まれる乳酸菌を多くとってください。そして、適度な運動も行いましょう。ここで紹介する「**緊張&脱力**」のエクササイズは、「**緊張**」**と**「**脱力**」**を繰り返すことで、下半身の強化と筋肉をほぐすのに効果的であり、滞っていた腸筋を活性化するにはまさにうってつけです。**さらに「**お腹つかみ骨盤回し**」のエクササイズを行うと内臓の血流もよくなるので、便秘の改善だけでなく、頻尿や冷え性の予防にもなります。

「実際にこのエクササイズを行ったら、体が温かくなった」という声もあります。

ぜひ、このエクササイズで「体のポカポカ」を実感してみてください。

緊張&脱力

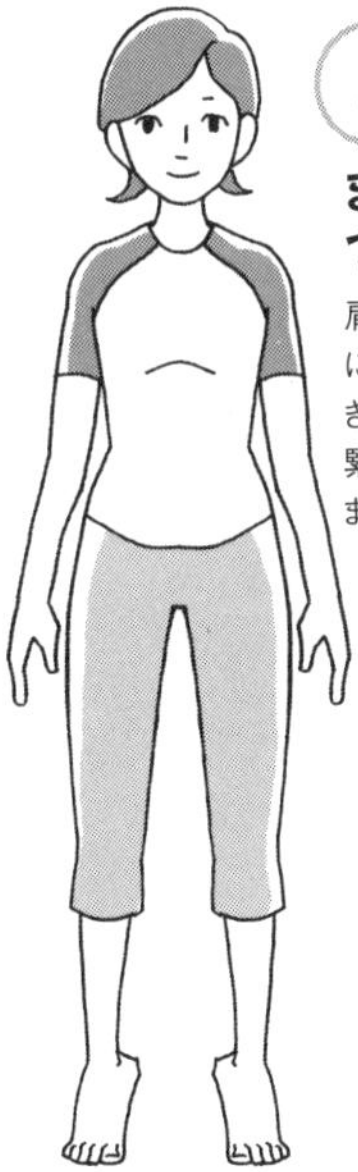

1

まっすぐな姿勢でつま先立ち

肩幅に足を開いて、まっすぐに立ちます。太ももとふくらはぎの筋肉を使いながら体幹を緊張させ、つま先立ちになります。

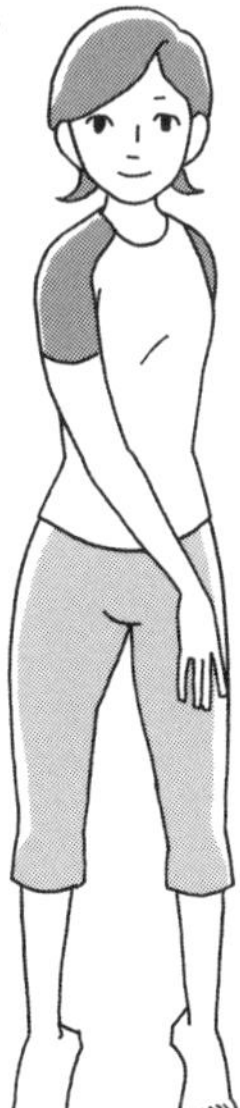

2

左右に体を揺らし、一気に脱力

右に左に体を揺らし、一気に脱力。揺らしながら体を沈めていきます。これを8回繰り返しましょう。

3

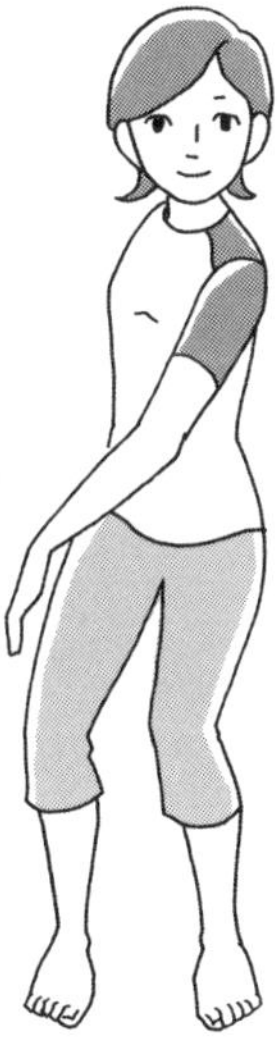

4

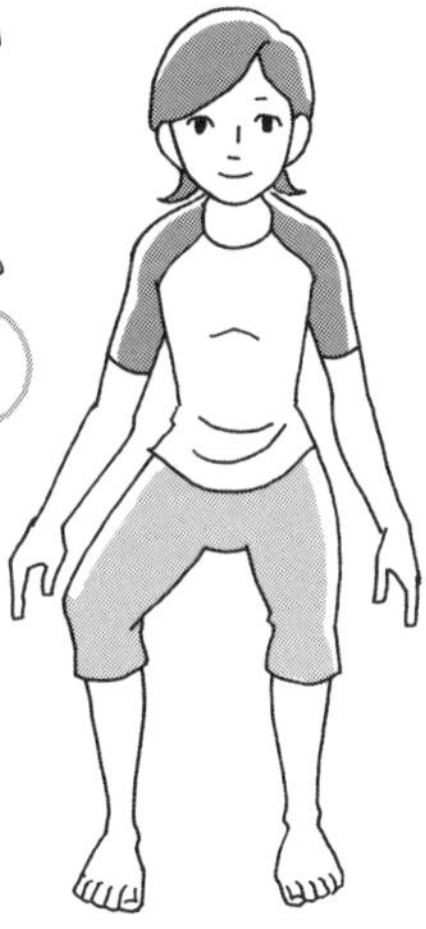

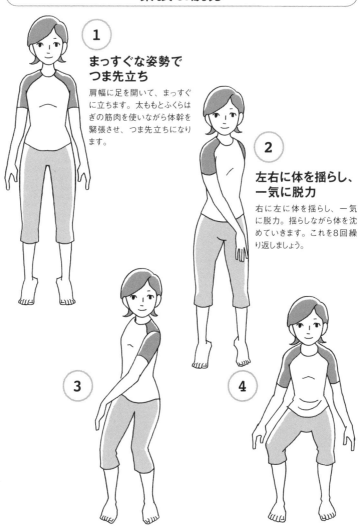

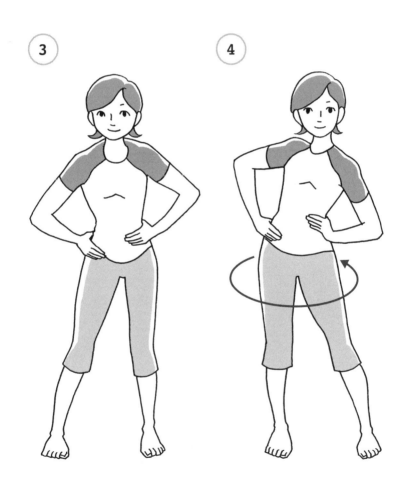

3

4

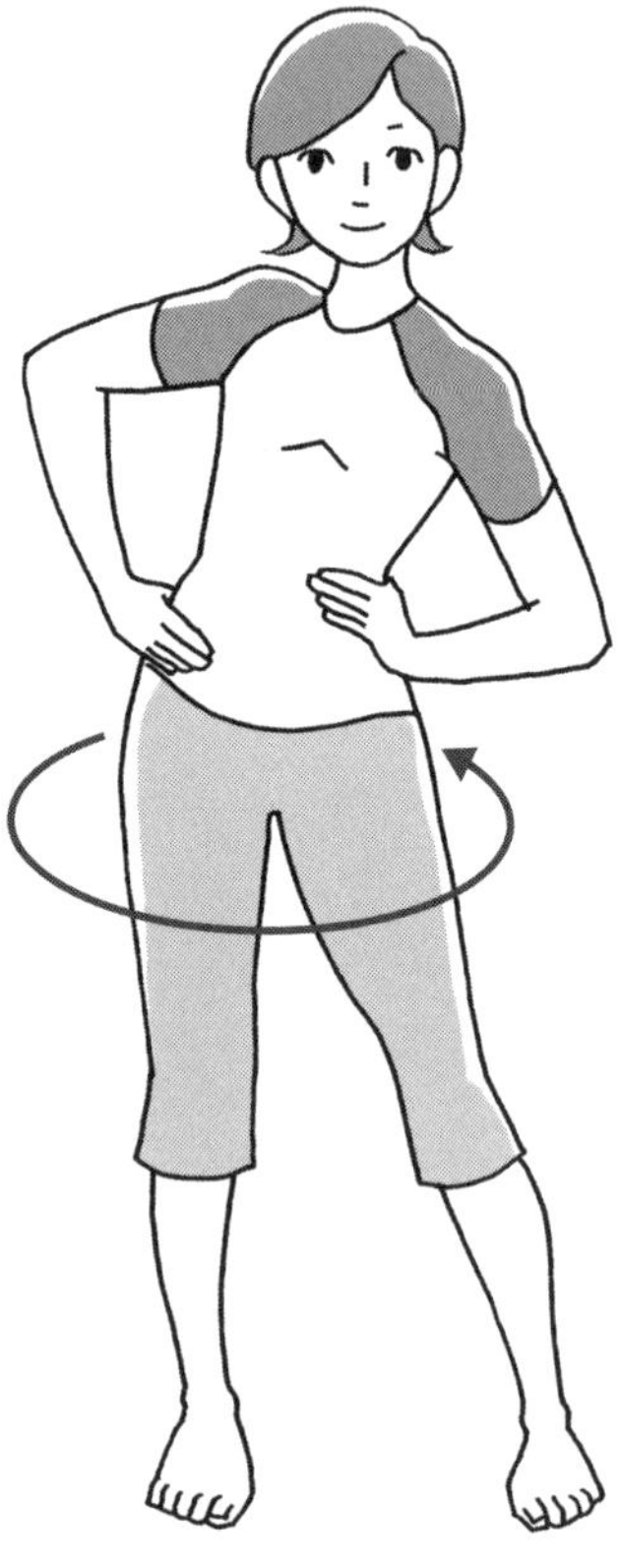

お腹つかみ骨盤回し

お腹をつかみ、骨盤を回す

足を肩幅に開いて左手で肋骨の下、右手で腰骨の上をつかみ、ゆっくり時計回りに8回回したら、今度は反対方向に8回回します。終わったら、左右の手の位置を変えて、同様に骨盤を回しましょう。

1

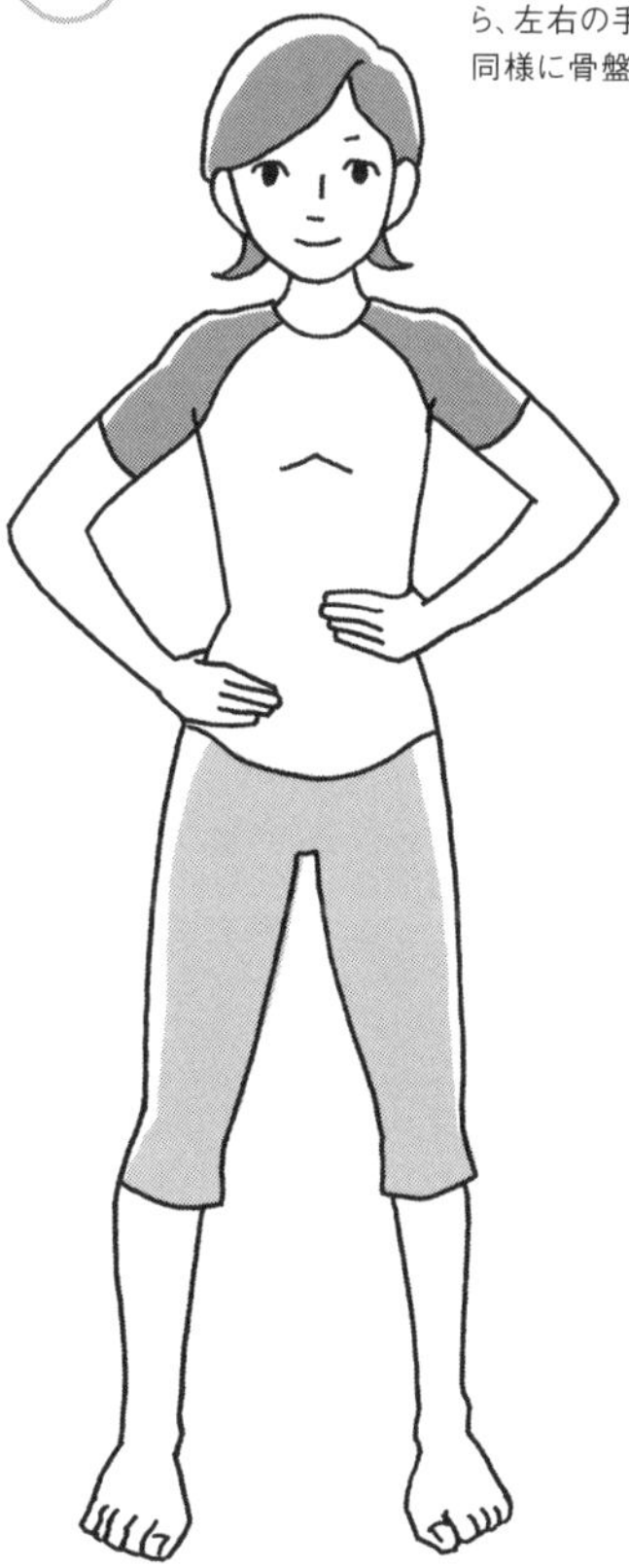

2

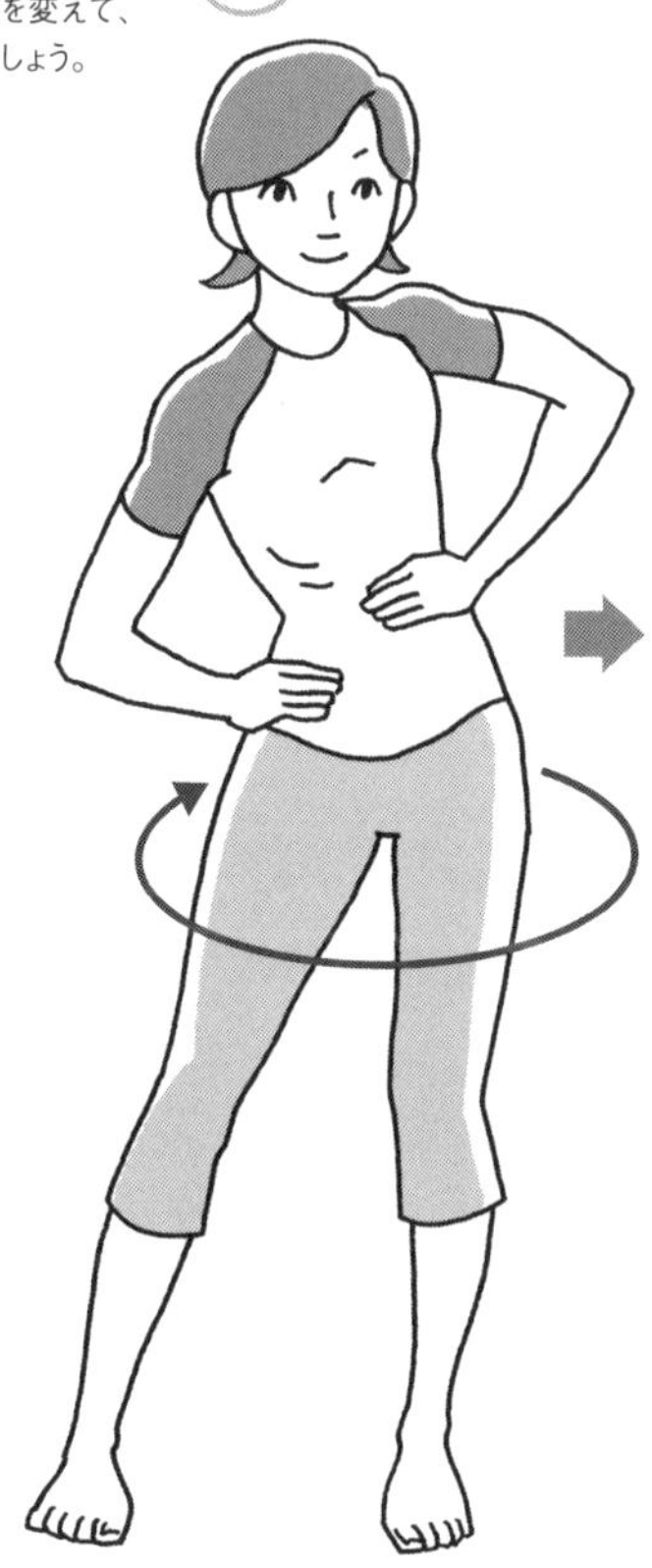

セル・エクササイズ⑱――美しくやせる

美しくやせるためには極端な食事制限やトレーニングは決してよくありません。このような急激な変化は自律神経を大きく狂わせてしまうからです。自律神経のバランスが崩れると、腸内環境が乱れ、血液がドロドロになります。そのため細胞のすみずみまで栄養が行きわたらず、肌や髪のツヤが失われていきます。そのためにも腸を活発にするエクササイズをおすすめします。

まずは先ほども紹介した「**お腹つかみ骨盤回し**」で**腸に刺激を与え、副交感神経を高めます。**そして、次の「**お腹しぼり**」のエクササイズ。コツは肛門をキュッと締めて行うこと。これにより、**お腹の深部に働きかけ、腸の蠕動《ぜんどう》運動を促進します。**これでぽっこり突き出たお腹の悩みも解消されるでしょう。

そして、総仕上げが「**わき腹つかみ骨盤回し**」のエクササイズ。**わき腹をつかむことは、腸や内臓と体幹の深部に働きかけます。**腸管にまでしっかり刺激を与えるためにも、手の力は最後までゆるめずにしっかりキープしましょう。

お腹しぼり

1

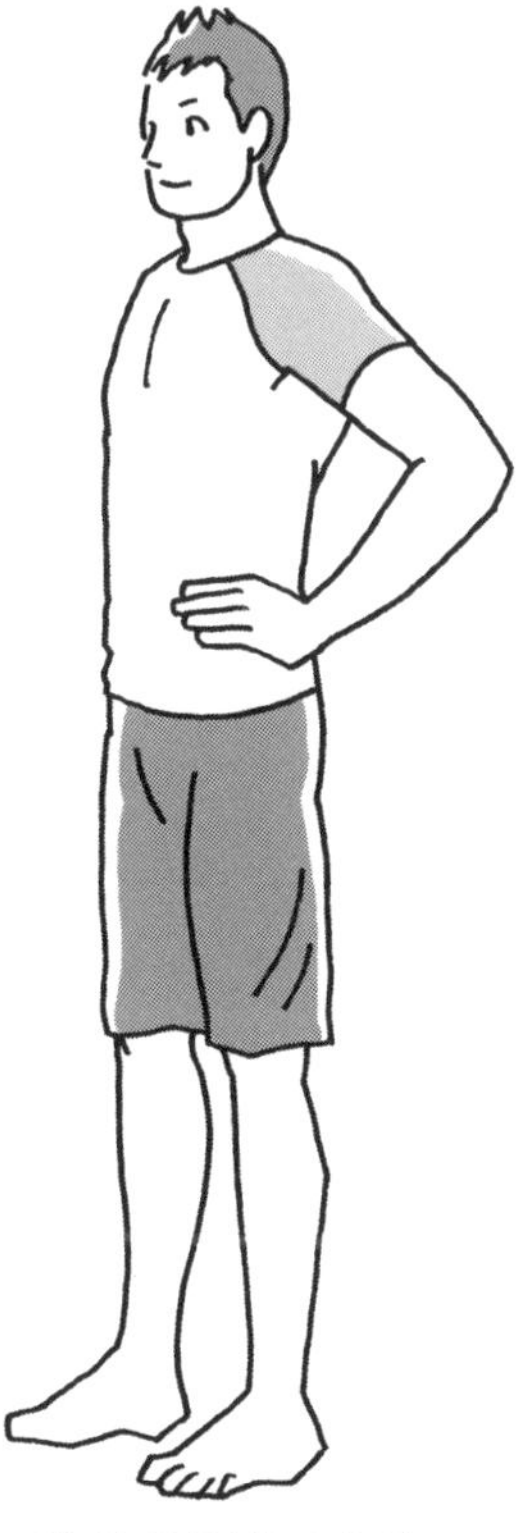

肋骨の下をつかみ、大きく息を吸う

足を肩幅に開き、両手で肋骨の下をつかみます。胸を張って全身を大きく伸ばし、息を吸いましょう。

2

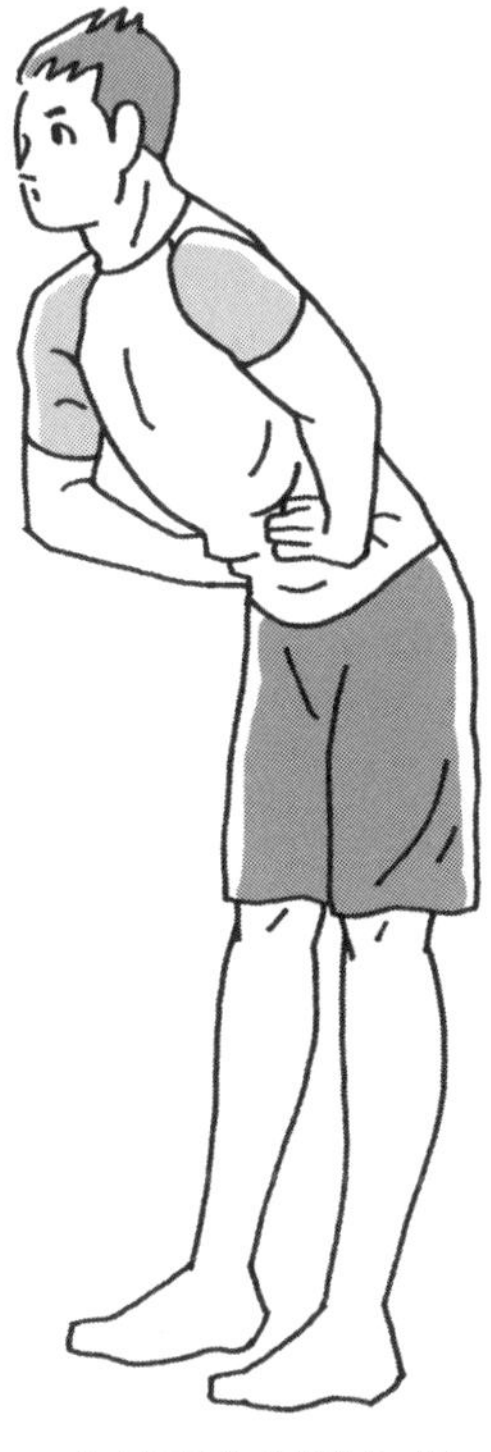

お腹をしぼりながら、体を前に倒す

わき腹の肉をへそに寄せるようにギュッとしぼりながら体を前に倒し、息を強く吐きましょう。8回繰り返してください。

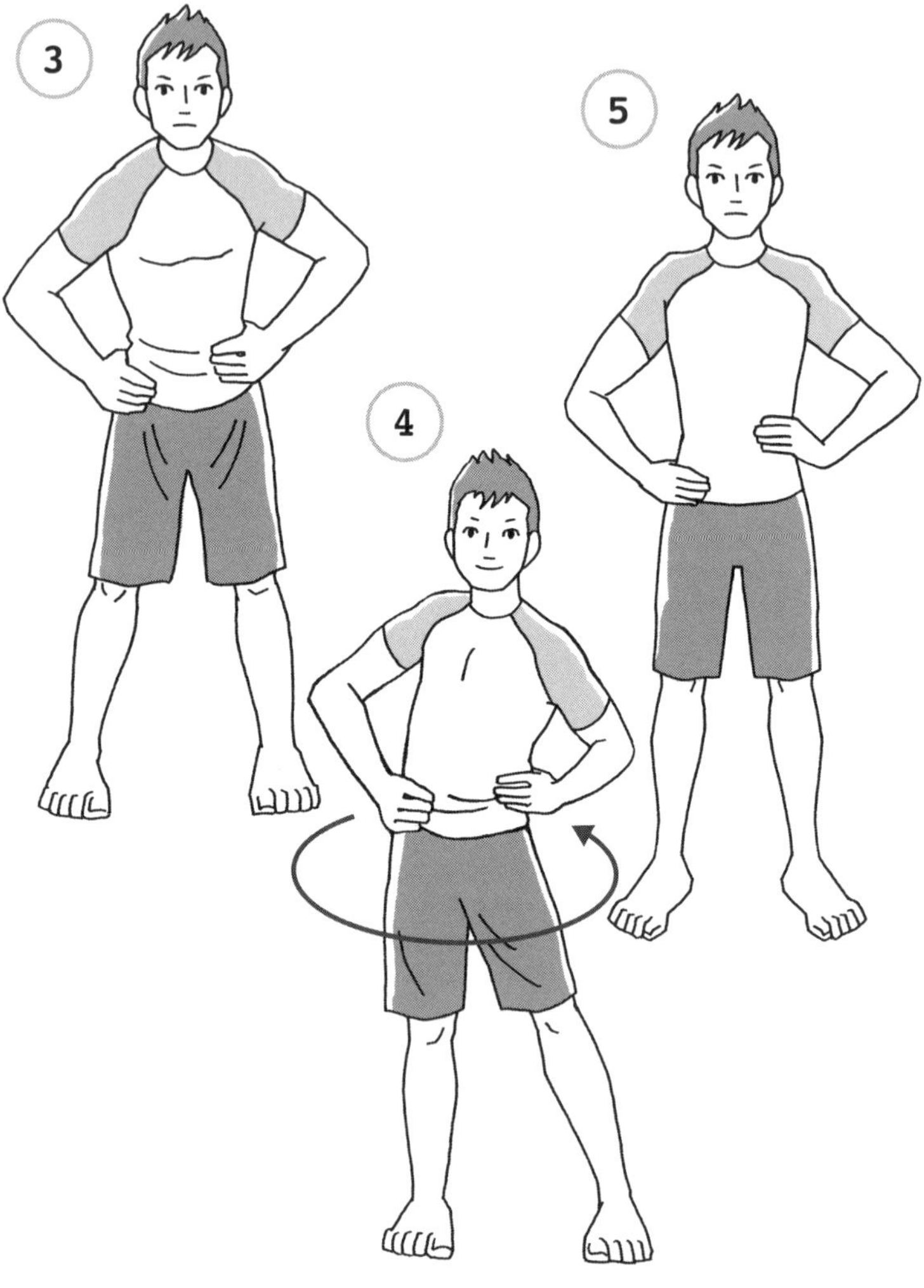
3
4
5

お腹つかみ骨盤回し

お腹をつかんで骨盤を回す

肩幅に足を開いて左手で肋骨の下、右手で腰骨の上をつかみ、ゆっくり時計回りに8回回したら、今度は反対方向に8回回します。終わったら、左右の手の位置を変えて、同様に骨盤を回しましょう。

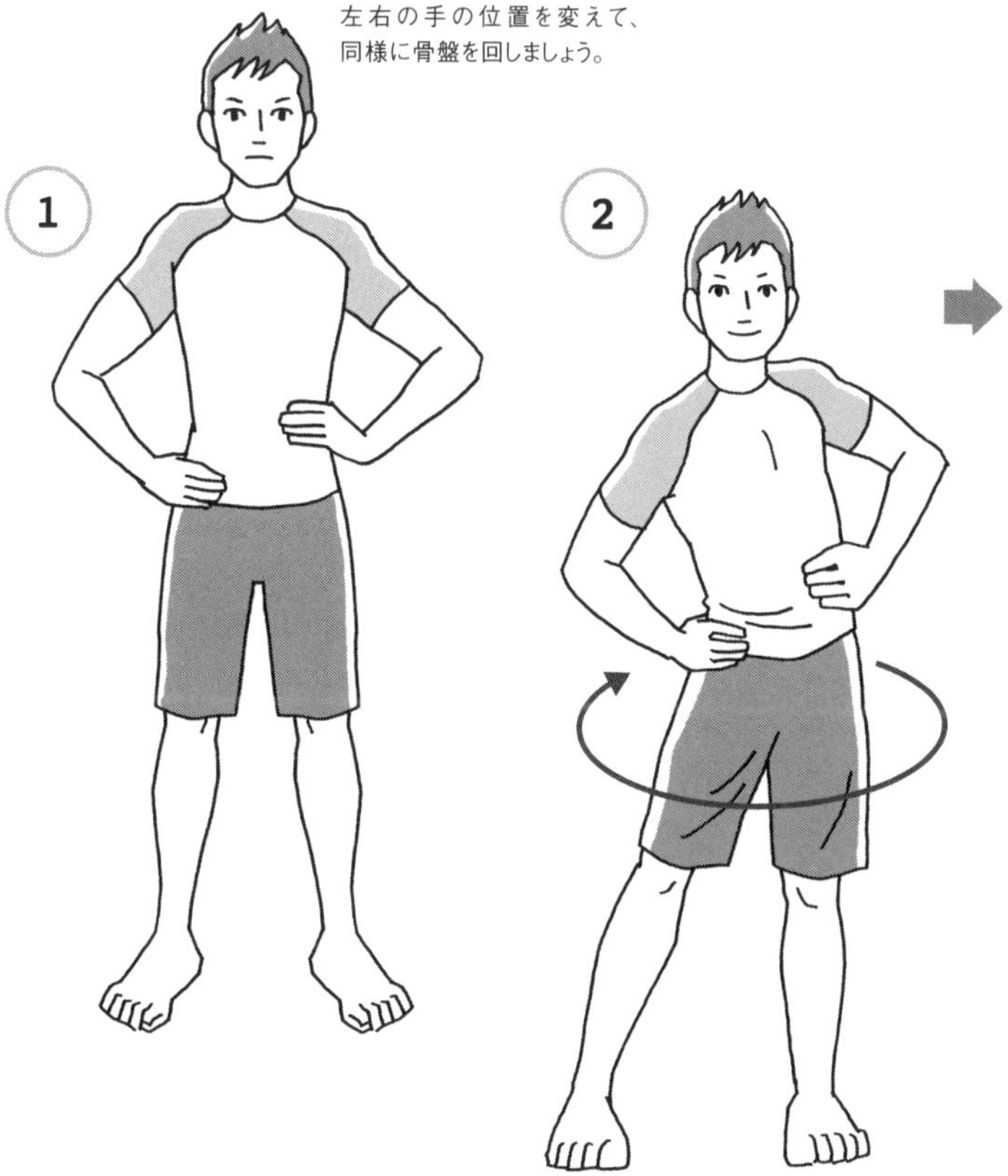

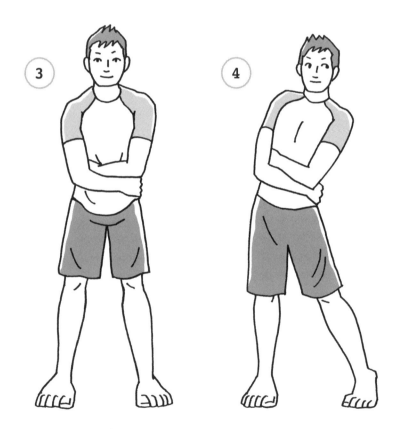

3

4

わき腹つかみ骨盤回し

わき腹をつかんで骨盤を回す

肩幅に足を開いて、左手で右のわき腹を、右手で左のわき腹をギュッとつかみ、そのまま骨盤を大きく時計回りにゆっくり4回回してください。次に、反対方向にも4回。肩甲骨が刺激されているか意識しながら、肛門をしっかり締めて行いましょう。

1

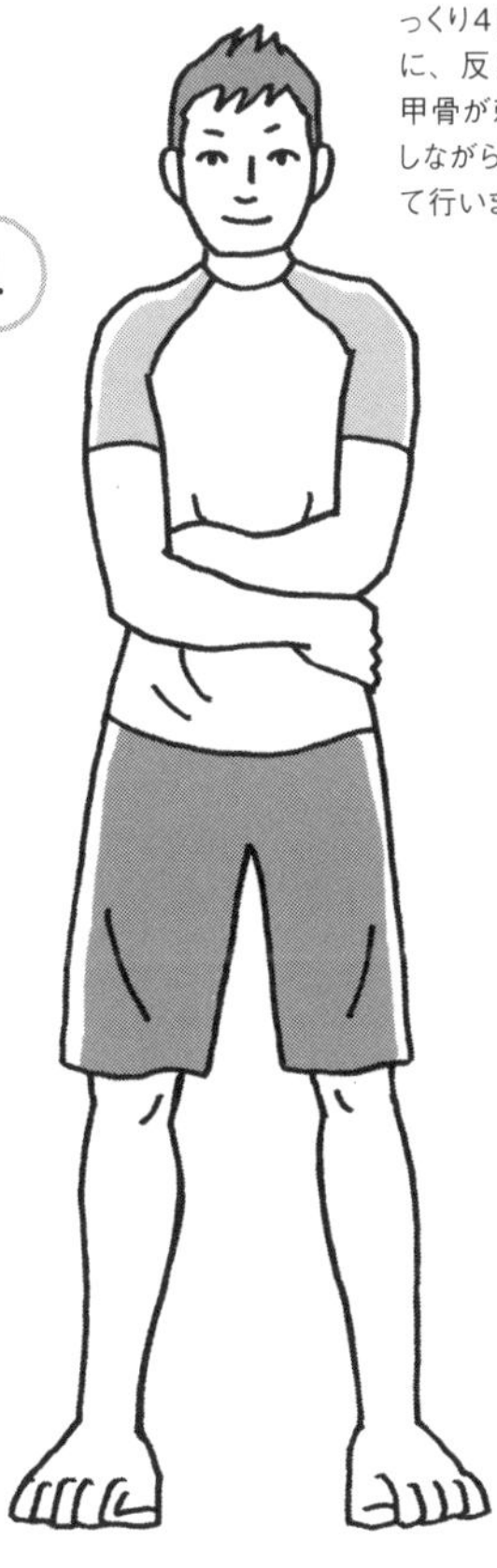

2

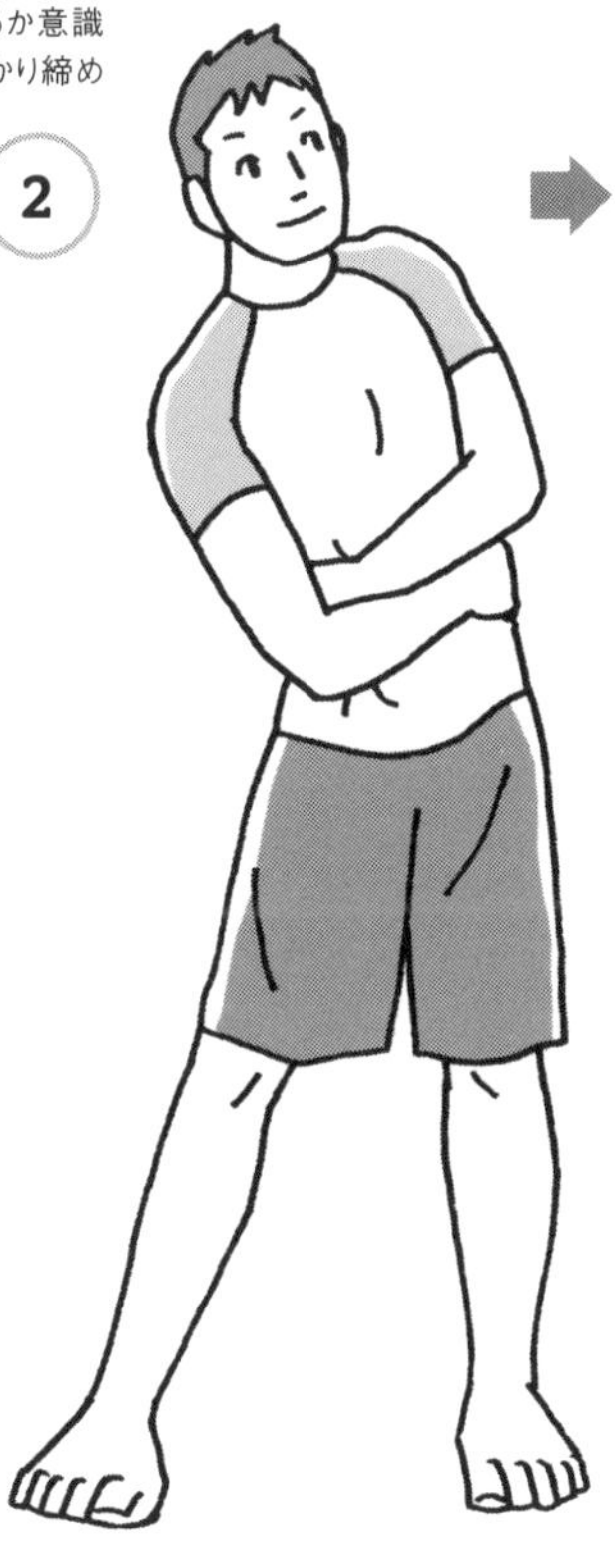

セルフ・エクササイズ⑲——冷え性に効く

冷え性も自律神経が大きくかかわる症状のひとつです。「冷え性は万病の元」といわれ、肩こり、不眠などさまざまな症状を呼び起こします。原因は**食生活の乱れや過度のストレス、冷暖房がききすぎた環境で体温を調節する機能が鈍くなること**などがあげられます。冬場の極端な重ね着も冷え性の原因となりますから気をつけてください。

これらの生活習慣を見直すと同時に、次の3つのエクササイズがおすすめです。まず「**全身の回旋**」のエクササイズで体幹をほぐしましょう。肩甲骨から指先まで刺激が伝わるのをイメージしながら行ってください。この「**指先までの刺激**」**が血流を促し、末端の体温を徐々に高めていきます。**「**腕伸ばし**」では前腕から肩甲骨周辺の筋肉をゆるめます。ストレスの緩和にも役立つので、仕事でひと息つきたいときにやってもいいですね。最後に「**手首揺らし**」のエクササイズで腕と肩関節の可動域を広げましょう。一見軽く手を揺らしているだけですが、**手から肩の筋肉にダイレクトに刺激が伝わるので、やっているうちに体がじんわり温まるはずです。**ぜひ、この「体のポカポカ」を実感してみてください。

腕伸ばし

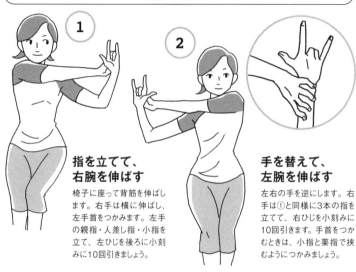

指を立てて、右腕を伸ばす

椅子に座って背筋を伸ばします。右手は横に伸ばし、左手首をつかみます。左手の親指・人差し指・小指を立て、左ひじを後ろに小刻みに10回引きましょう。

手を替えて、左腕を伸ばす

左右の手を逆にします。右手は①と同様に3本の指を立てて、右ひじを小刻みに10回引きます。手首をつかむときは、小指と薬指で挟むようにつかみましょう。

手首揺らし

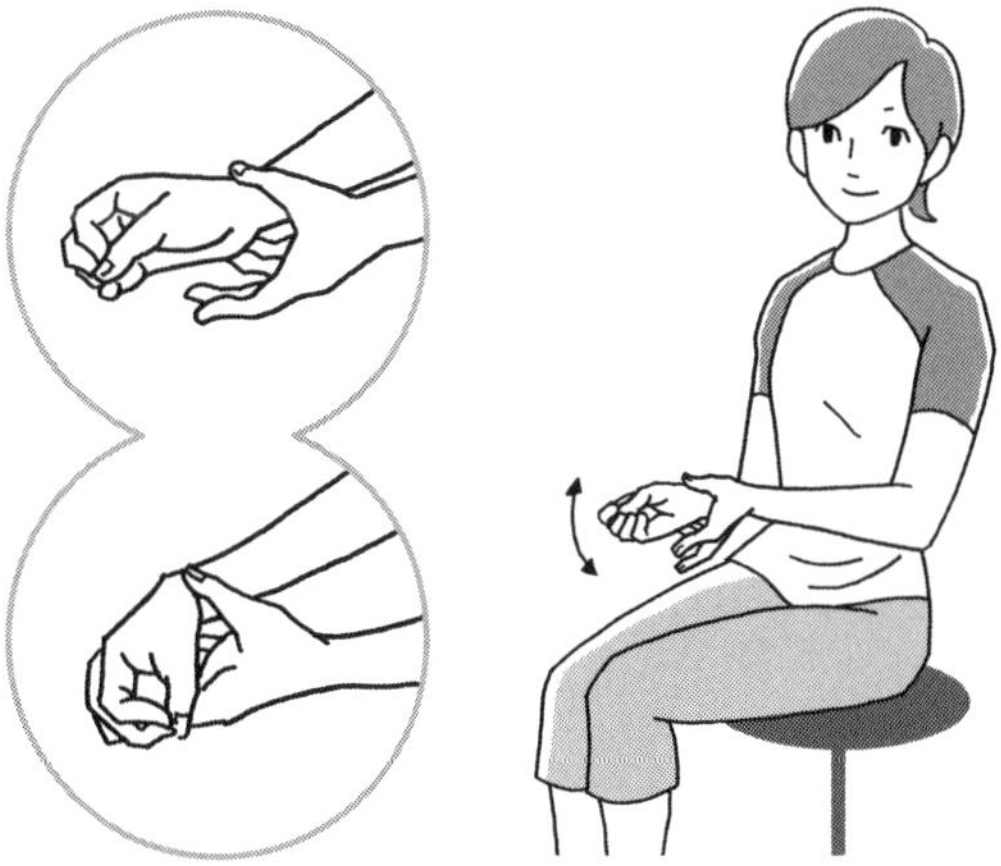

椅子に座って背筋を伸ばします。左手で右手首をピンポン球を包むようにやさしく握り、手首をブラブラさせながら30秒ほど揺らします。手首を強くつかまないよう注意しましょう。

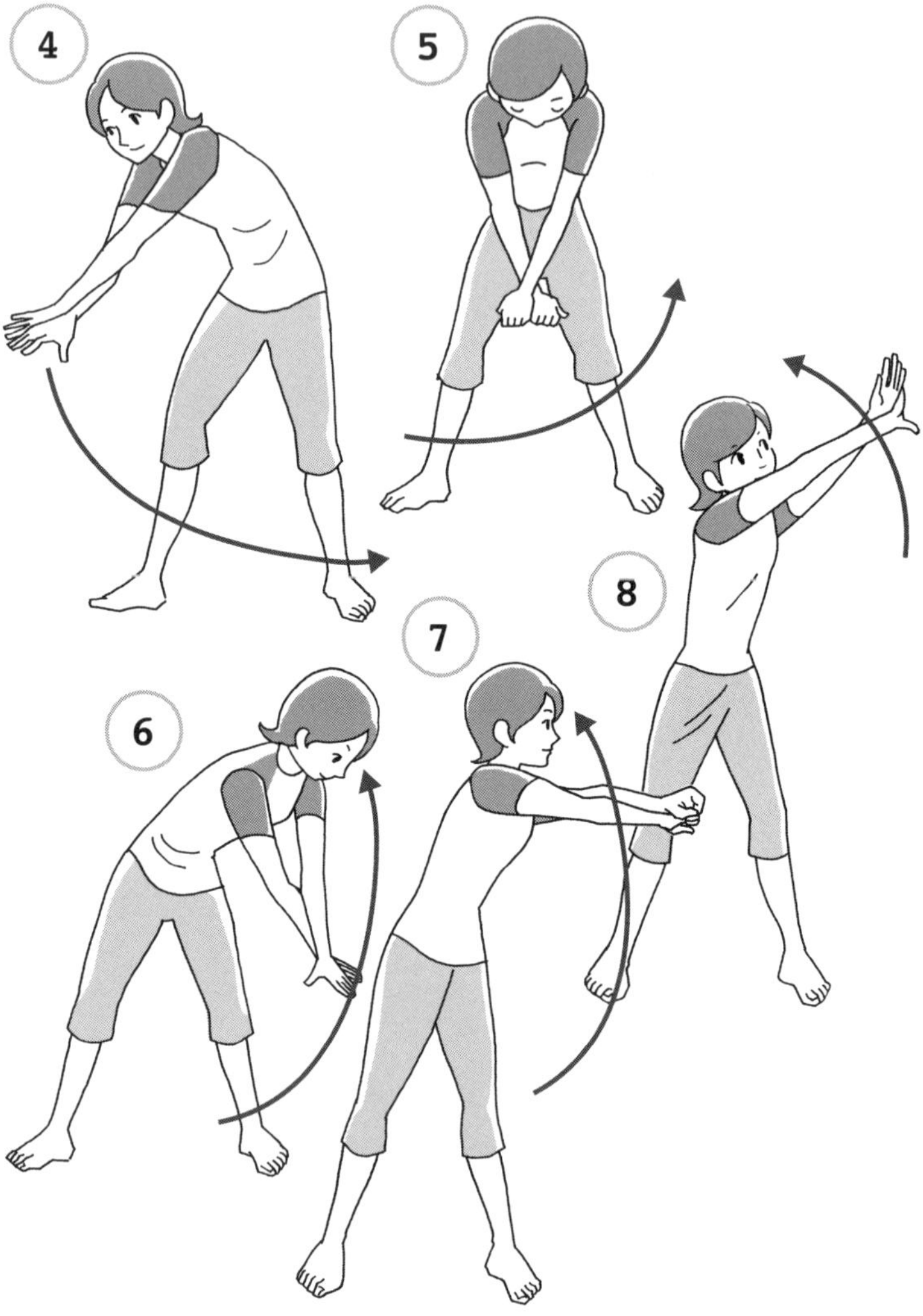
4
5
8
7
6

全身の回旋

手をグー・パーしながら全身を回す

肩幅ほどに足を開き、両腕を上に伸ばし、手首をクロスします。この姿勢で、手をグー・パーしながら、全身を大きく回します。遠くのものをつかむ感覚で行ってください。1回転したら、今度は反対方向に1回転しましょう。

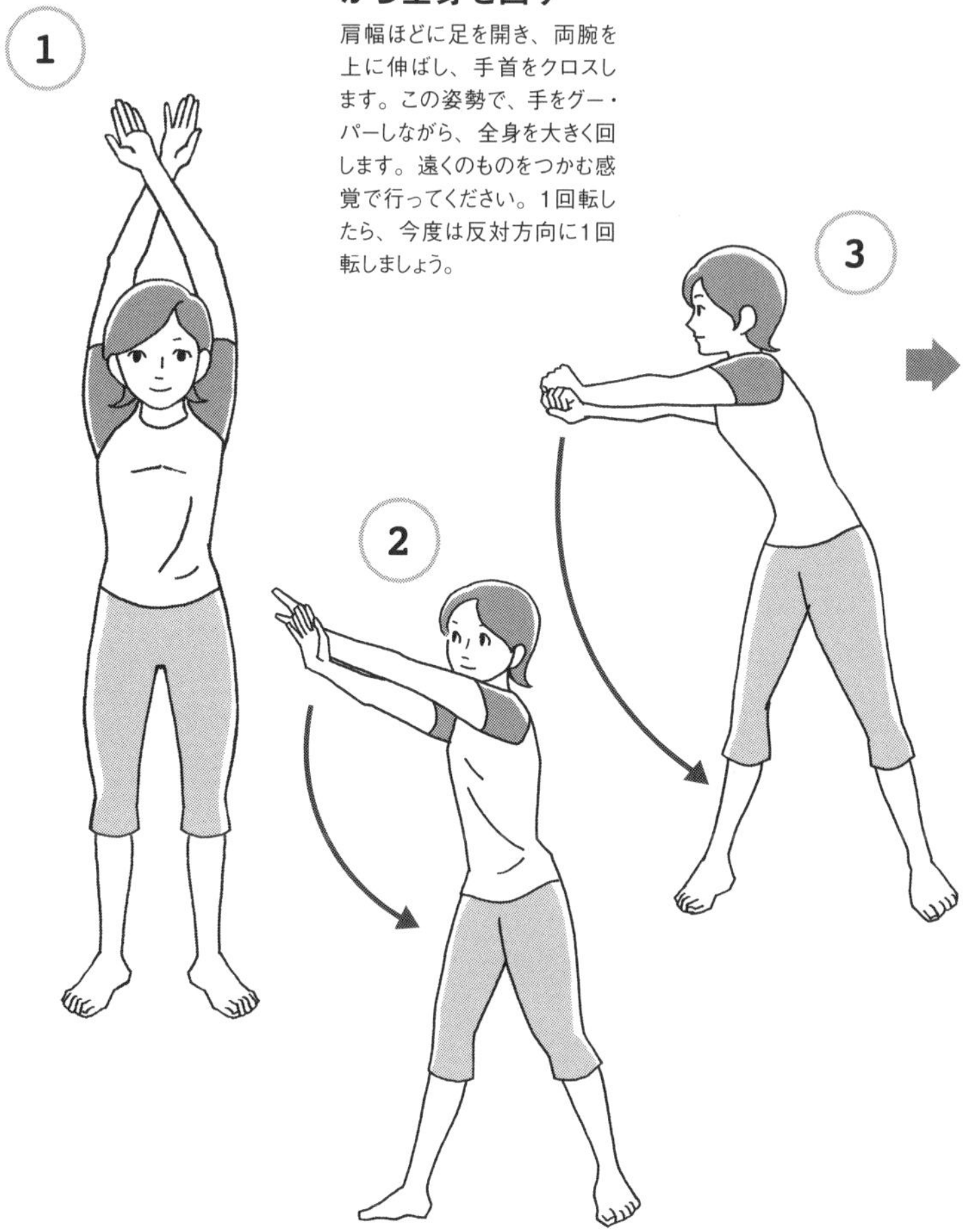

セル・エクササイズ⑳——二日酔いに効く

「酒は百薬の長」といわれますが、何事も過ぎたるはおよばざるがごとし。**アルコールは興奮剤なので、お酒を飲みすぎると交感神経が高ぶり、副交感神経を低下させてしまいます。**しかも、体内でアルコールを分解したり、解毒したりするために水分が使われるので、脱水症状になることもしばしば。朝になってやたら喉が渇くのはそのためです。

二日酔いにならず、おいしく楽しく過ごすためには、水を飲むのがポイントです。お酒を飲む前にまず一杯。飲む合間にもお酒と同じくらい水を飲むと、脱水症状にもならず、副交感神経の機能を高めることができます。

二日酔いで目覚めた朝は、ふだんの2倍の水を飲むことを心がけましょう。そして、「**タッピング**」で頭や顔のツボを軽く刺激して、副交感神経を高めてください。「**1対2の呼吸法**」では丹田を意識して、ゆっくり息を吸ったり吐いたりすることが大切です。

朝食は消化にいいものをとり、食べすぎないことが大切です。

タッピング

1

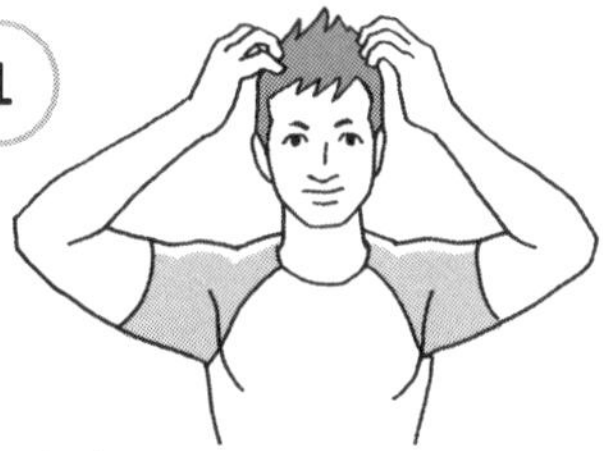

指3本を使って、頭をやさしくたたく

背筋をまっすぐ伸ばした姿勢で椅子に座り、人差し指・中指・薬指の3本で、側頭部からおでこへと、やさしくたたいていきます。

2

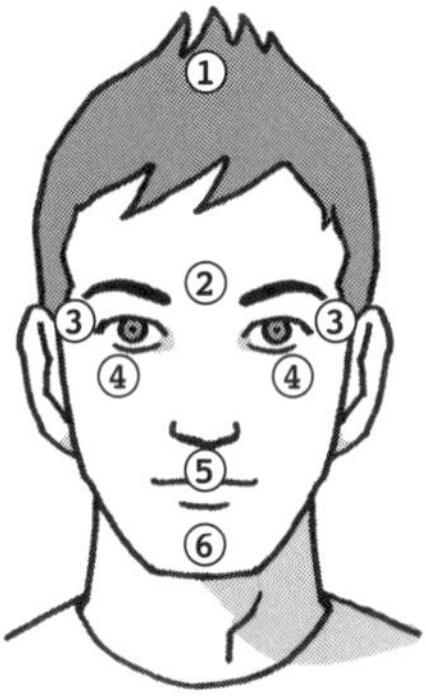

タッピングで、顔全体をリラックス

①頭部→②眉間→③眉の下→④目の周辺→⑤鼻の下→⑥あごのあたりの順番に、30秒かけて、やさしくタッピングしましょう。心地よく感じる場所をたたいてください。

1対2の呼吸法

1

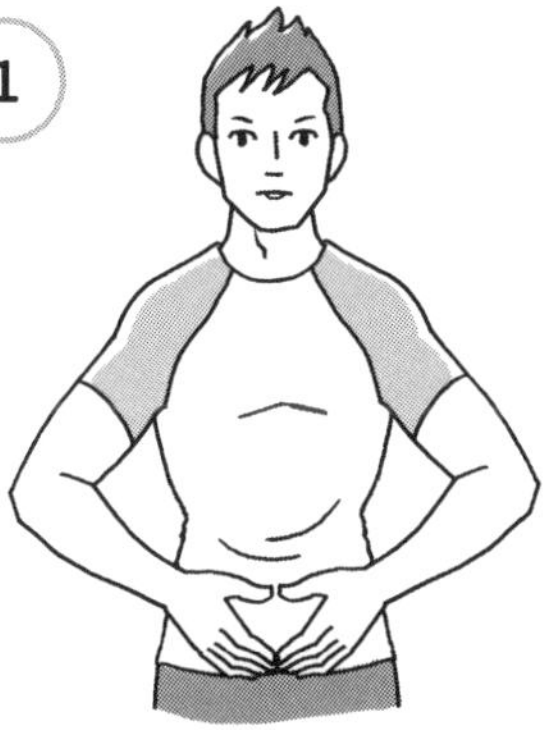

手を丹田に当て、息を吸う

椅子に腰かけ、背筋をまっすぐ伸ばします。両手で三角形をつくり、頂点を丹田（へその下）に当て、4秒かけて鼻から息を吸いましょう。

2

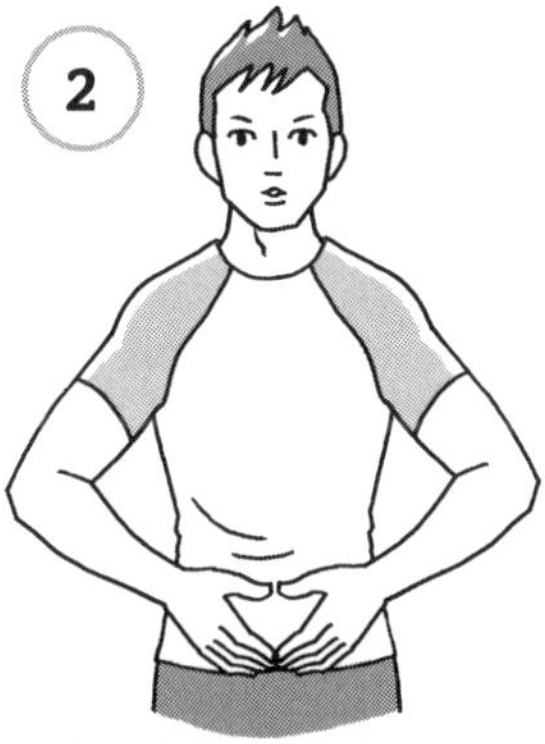

小さく口をすぼめて、息を吐き切る

息を吐くときは、吸うときの倍の時間の8秒をかけて、口をすぼめながら最後まで吐き切りましょう。以上を3回繰り返してください。

セル・エクササイズ㉑――免疫力を高める

「人はなぜ風邪を引くのでしょうか？」

多くの人が「寒いから風邪を引く」と思っているようですが、これは間違いです。風邪を引く本当の原因は、気温の急激な変化です。

秋から冬になると、寒さを感じた体は体温を上げるために血流を増やそうとして交感神経が優位に働いて血圧を上げます。**交感神経が優位に働くと、白血球の一種である顆粒球が増えてリンパ球が減ってしまうことで、ウイルスや細菌への抵抗力が落ちて、風邪などの感染症にかかりやすくなってしまうのです。**

そうならないためには、着るものなどで体温の調節をするのはもちろんですが、副交感神経を高める「**外関のツボを押す**」エクササイズと「**首回し**」のエクササイズを取り入れることで免疫力を高め、風邪を予防することができます。

「外関のツボ押し」は、**手首の痛みや腰痛、肩こりの解消**にも役立つツボとしても知られています。「首回し」は**首や肩のこり、頭痛の改善**にも役立ちます。

外関のツボを押す

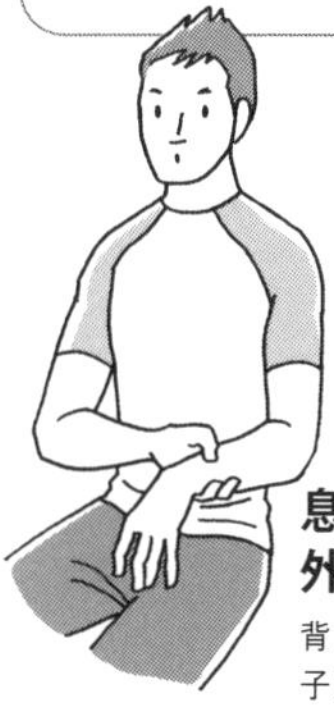

息を吐きながら外関のツボを押す

背筋を伸ばした姿勢で椅子に座り、息を吐きながら、外関のツボを親指で5秒間押しましょう。左右のツボをしっかり押さえてください。

〈外関の見つけ方〉

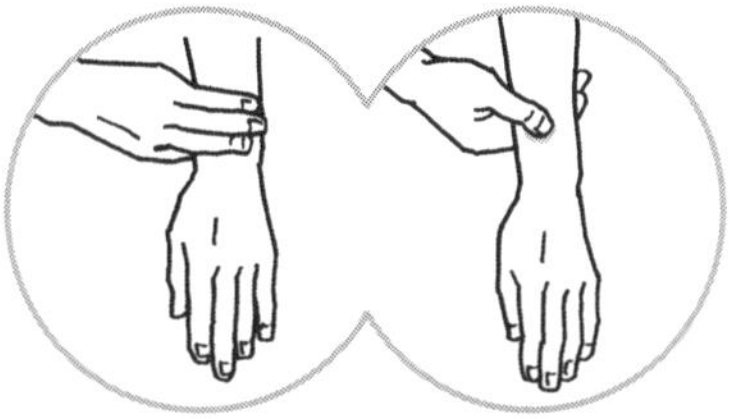

手首を反らしたときにできるシワの部分に、反対の手の薬指・中指・人差し指の3本を添えます。

人差し指の下の、ちょうど腕の幅の真ん中あたりに押して気持ちいいと感じる場所があります。そこが「外関」のツボです。

首回し

1

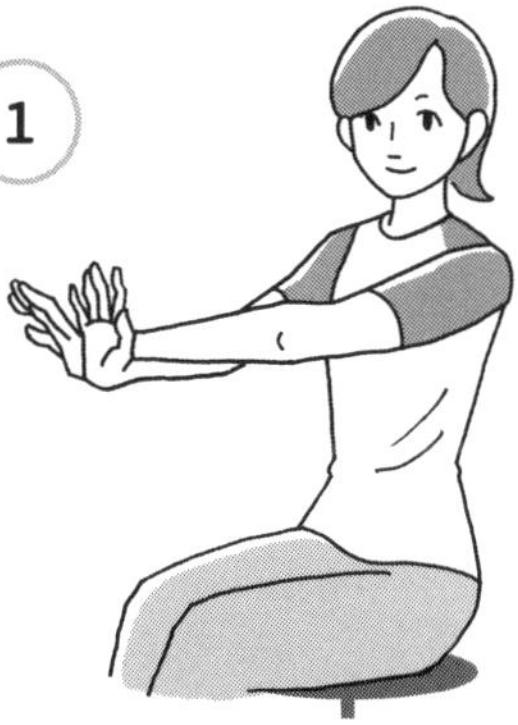

腕を伸ばして、手首をクロス

背筋を伸ばした姿勢で椅子に座ります。腕を体の前でまっすぐ伸ばし、両手首をクロスさせます。肩に余計な力が入らないよう注意しましょう。

2

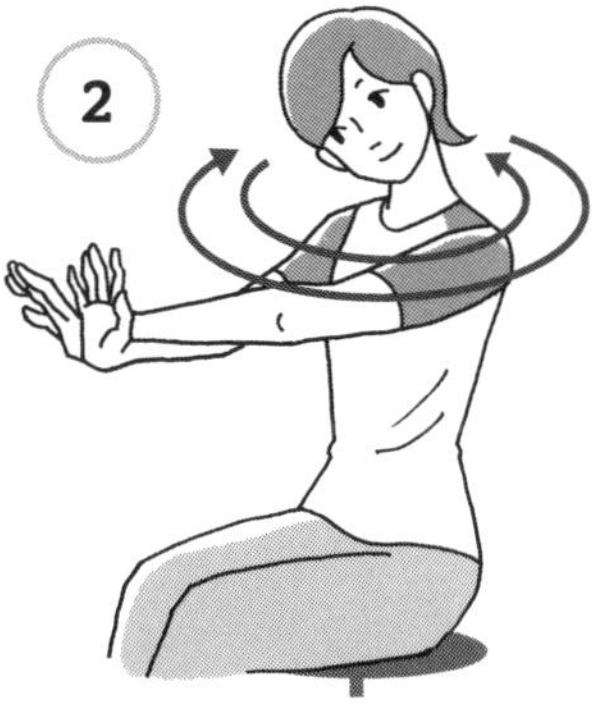

手首をしっかりロックして、首を回す

①の姿勢を保ったまま、首を時計回りにゆっくり回しましょう。回し終わったら、今度は反対方向に回します。3回繰り返しましょう。

セル・エクササイズ㉒――緊張をほぐす

人間は予想外の出来事が起きた場合に不安が頭をもたげ、イライラしたり、緊張からパニックになったりしてしまうことがあります。自律神経の面から見ると、どちらも交感神経が極度に高まった状態です。息も荒く、血圧が急激に上がったため血管が細くなり、血流も毛細血管に行きわたっていません。

こうした場合は、まず**外の空気に触れながら「1対2呼吸法」を実践してください。**ゆったりした呼吸法によって副交感神経が高まり、気持ちがだいぶ落ち着くはずです。

そのあと**「タッピング」「外関のツボ押し」**、そしてゆっくり**「首回し」**をすることで、あなたの副交感神経はさらにグンと上がり、イライラや緊張もおさまるはずです。

これから大切なプレゼンがある人は、水をコップ一杯飲むことをおすすめします。水をゆっくり飲むことで胃腸が刺激され、副交感神経が高まり、心に余裕が生まれてくるのです。イライラや緊張は交感神経が高まる前に、なるべく早くエクササイズで抑えてください。極度に上がった交感神経はなかなか元に戻ることはありません。要注意です。

タッピング

1

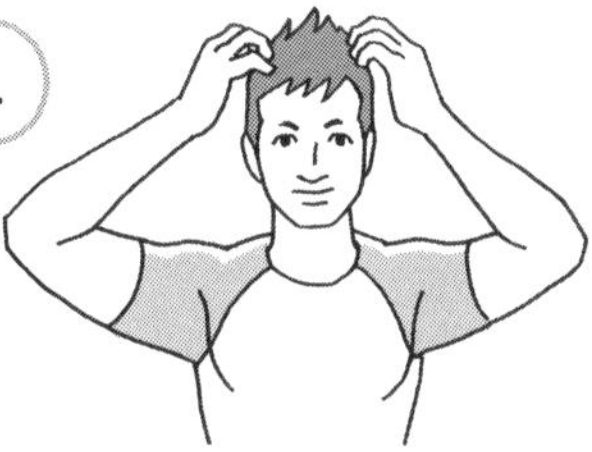

指3本を使って、頭をやさしくたたく

背筋をまっすぐ伸ばした姿勢で椅子に座り、人差し指・中指・薬指の3本で、側頭部からおでこへと、やさしくたたいていきます。

2

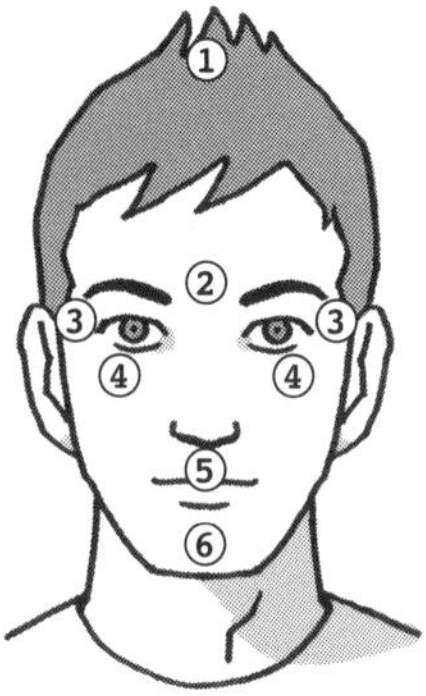

タッピングで、顔全体をリラックス

①頭部→②眉間→③眉の下→④目の周辺→⑤鼻の下→⑥あごのあたりの順番に、30秒かけて、やさしくタッピングしましょう。心地よく感じる場所をたたいてください。

1対2の呼吸法

1

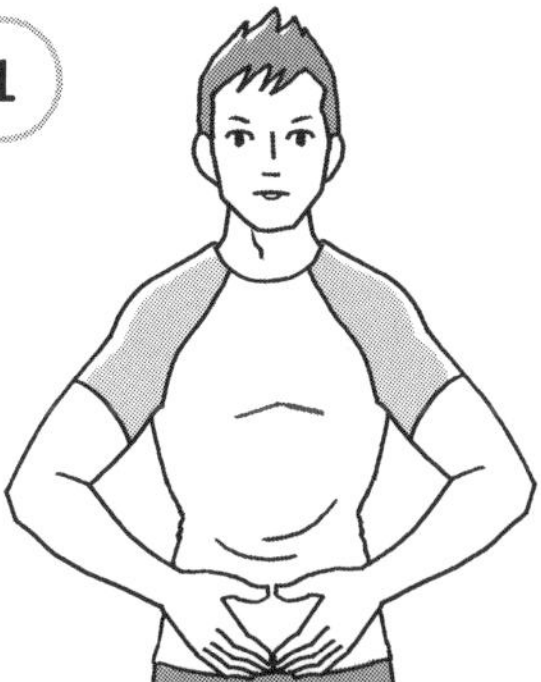

手を丹田に当てて息を吸う

椅子に腰かけ、背筋をまっすぐ伸ばします。両手で三角形をつくり、頂点を丹田（へその下）に当て、4秒かけて鼻から息を吸いましょう。

2

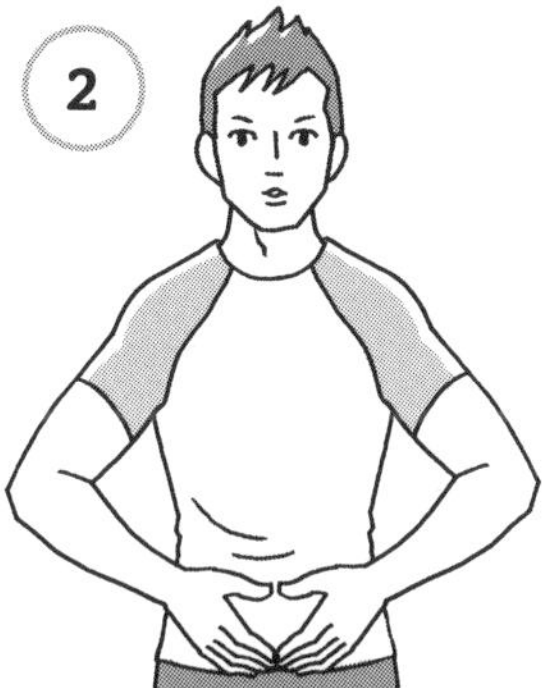

小さく口をすぼめて、息を吐き切る

息を吐くときは、吸うときの倍の時間の8秒をかけて、口をすぼめながら最後まで吐き切りましょう。以上を3回繰り返してください。

セル・エクササイズ㉓――やる気を出す

食後や疲れたとき、何をするにもやる気が起きないときがあります。

こういったときは、あなたの交感神経や副交感神経は両方とも下がり気味です。

食後の場合は胃腸の働きが活発になるため、副交感神経が高まり、眠気に襲われることもあるでしょう。**食後すぐに大事なプレゼンがある場合は、食事の量を控えるなどの工夫も必要ですよ。**

こういったモチベーションが下がったときに有効なのが**「両腕の投げ上げ」**と**「両腕の回旋」**のエクササイズです。

「両腕の投げ上げ」のエクササイズは、体幹を左右に揺すって、それに合わせて腕を振り上げるのがポイントです。肩こりの緩和にも効果的。「両腕の回旋」も、腕に力を入れず、意識しなくても体幹から動けるようになることが大切です。こちらは腰痛にも効果的。

どちらも**脳から出た指令が「神経→体幹→腕」へと伝わるイメージを心がけてください。**あなたのモチベーションも必ずアップするはずです。

両腕の投げ上げ

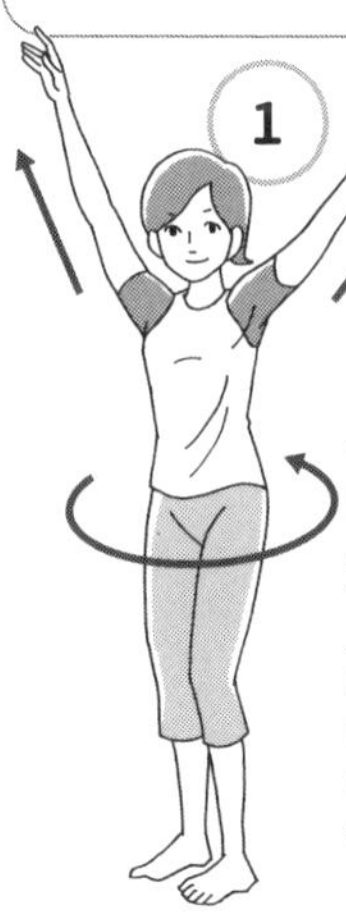

体幹と連動しながら、両腕を大きく投げ上げる

足を肩幅ほどに開き、体幹を意識しながら体を左にひねり、その勢いで右腕を前方に、左腕を後方に大きく振り上げましょう。

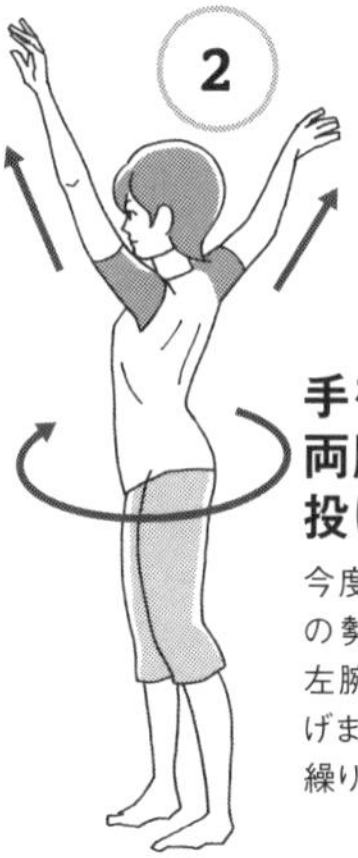

手を替えて、両腕を大きく投げ上げる

今度は体を右にひねり、その勢いで右腕を後方に、左腕を前方に大きく振り上げましょう。合わせて16回繰り返してください。

両腕の回旋

1

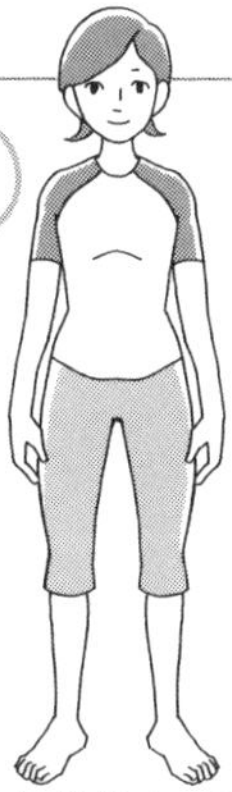

腕の力を抜いて、まっすぐ立つ

足を肩幅ほどに開き、まっすぐに立ちます。上半身の、とくに腕の力を抜きましょう。猫背にならないように、顔はしっかり真正面を向いてください。

2

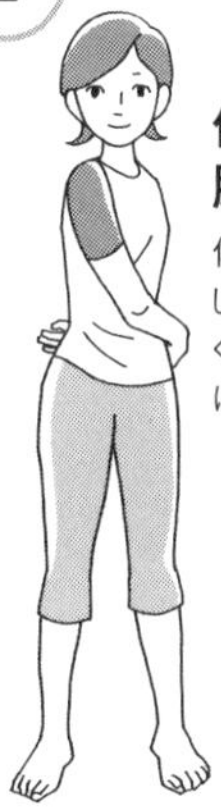

体幹を左に回転させ、腕を巻きつける

体幹を左に回転させて、脱力した両腕が体の左側に巻きつくように振りましょう。腕の力は抜いてください。

3

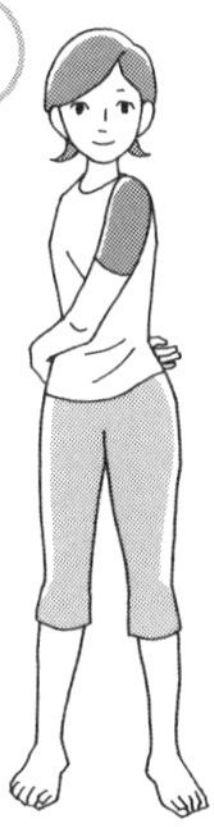

体幹を右に回転させ、腕を巻きつける

今度は体幹を右に回転させて、両腕を体の右側に巻きつけましょう。体幹がグラつかないよう気をつけてください。合わせて16回繰り返しましょう。

セルフ・エクササイズ㉔——時差ボケに効く

海外旅行で悩まされるのが「時差ボケ」。

この「時差ボケ」も、体内時計が調整できないために起こる自律神経の乱れが原因です。

ご存じのとおり、朝から午後までは交感神経が高まり、夕方から朝にかけては副交感神経が高まります。なので、夜中に無理やり起きて仕事をしようとしても、なかなか交感神経は高まりませんし、朝から寝ようとしても、副交感神経が低くてなかなか眠れません。

そんなときは、まず**「朝の光を浴びる」ことと「朝食をとる」ことで時計遺伝子を活性化して体内時計のスイッチを切り替えてください。**

それとともに、**「タッピング」**と**「首回し」**をして緊張を和らげ、副交感神経を高めてください。さらに**「わき腹つかみ骨盤回し」**を行うことで内臓とインナーユニットを刺激して、腸の活動を活発にすることで血流をよくしてください。

「全身の回旋」も指先から肩や肩甲骨にかけてのマッサージが期待できます。**全身の緊張を解き、血流をよくすることから、エコノミークラス症候群対策にもなるでしょう。**

タッピング

1

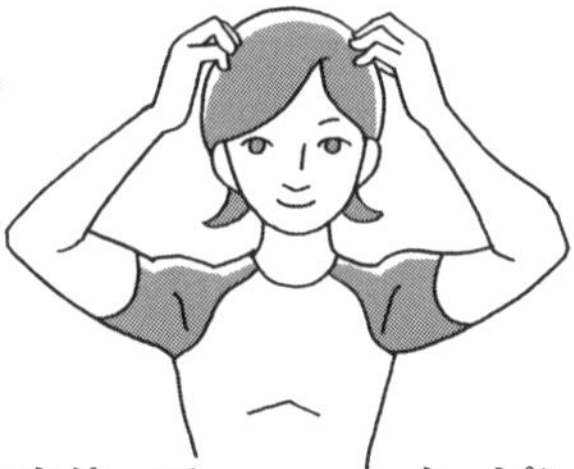

指3本を使って、頭をやさしくたたく

背筋をまっすぐ伸ばした姿勢で椅子に座り、人差し指・中指・薬指の3本で、側頭部からおでこへと、やさしくたたいていきます。

2

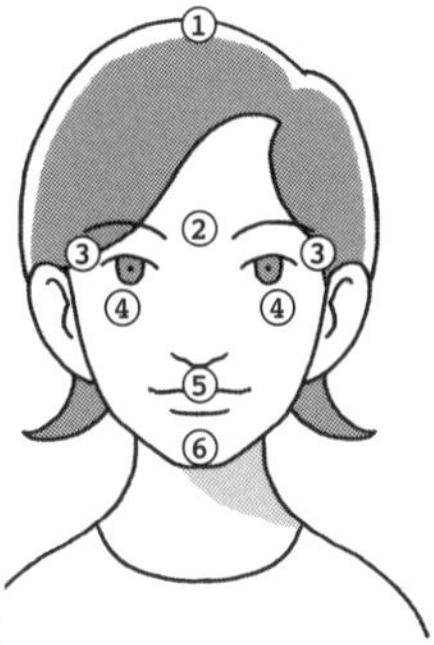

タッピングで、顔全体をリラックス

①頭部→②眉間→③眉の下→④目の周辺→⑤鼻の下→⑥あごのあたりの順番に、30秒かけて、やさしくタッピングしましょう。心地よく感じる場所をたたいてください。

首回し

1

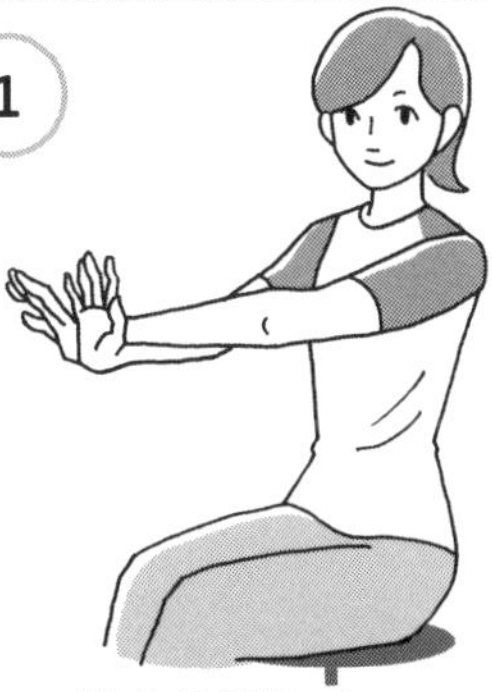

腕を伸ばして、手首をクロス

背筋を伸ばした姿勢で椅子に座ります。腕を体の前でまっすぐ伸ばし、両手首をクロスさせます。肩に余計な力が入らないよう注意しましょう。

2

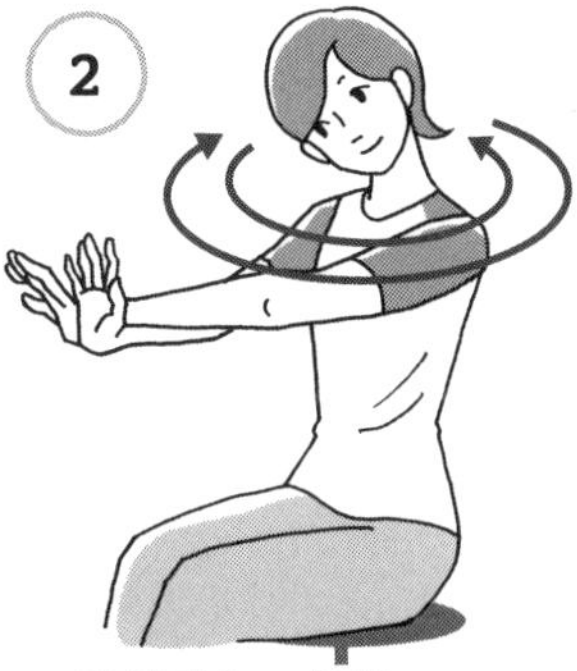

手首をしっかりロックして、首を回す

①の姿勢を保ったまま、首を時計回りにゆっくり回しましょう。回し終わったら、今度は反対方向に回します。3回繰り返しましょう。

3

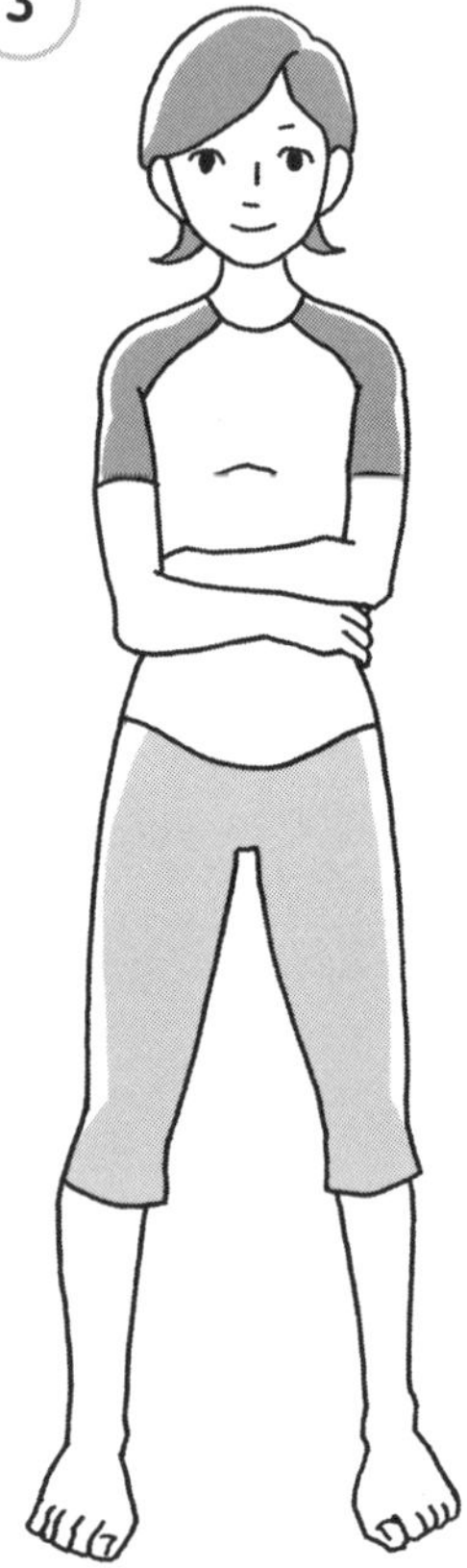

4

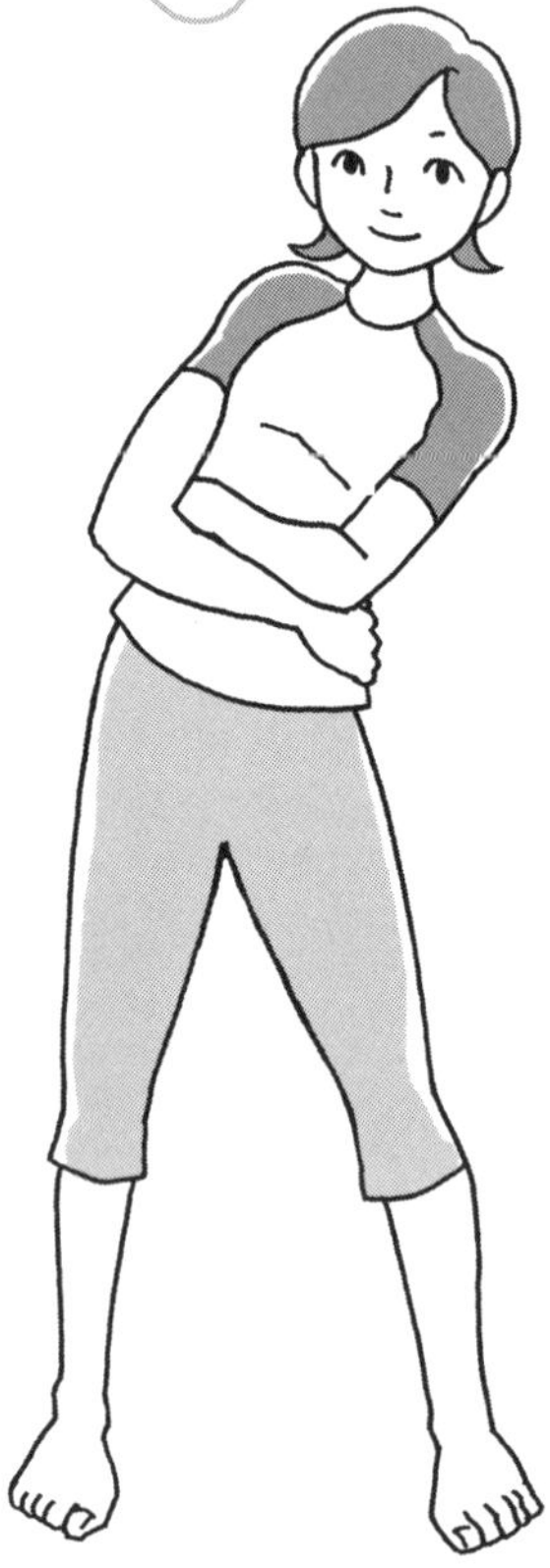

わき腹つかみ骨盤回し

お腹をつかみ、骨盤を回す

足を肩幅に開いて左手で右のわき腹を、右手で左のわき腹をギュッとつかみ、そのまま骨盤を大きく時計回りにゆっくり4回回してください。次に反対方向にも4回。肩甲骨が刺激されているか意識しながら、肛門をしっかり締めて行いましょう。

1

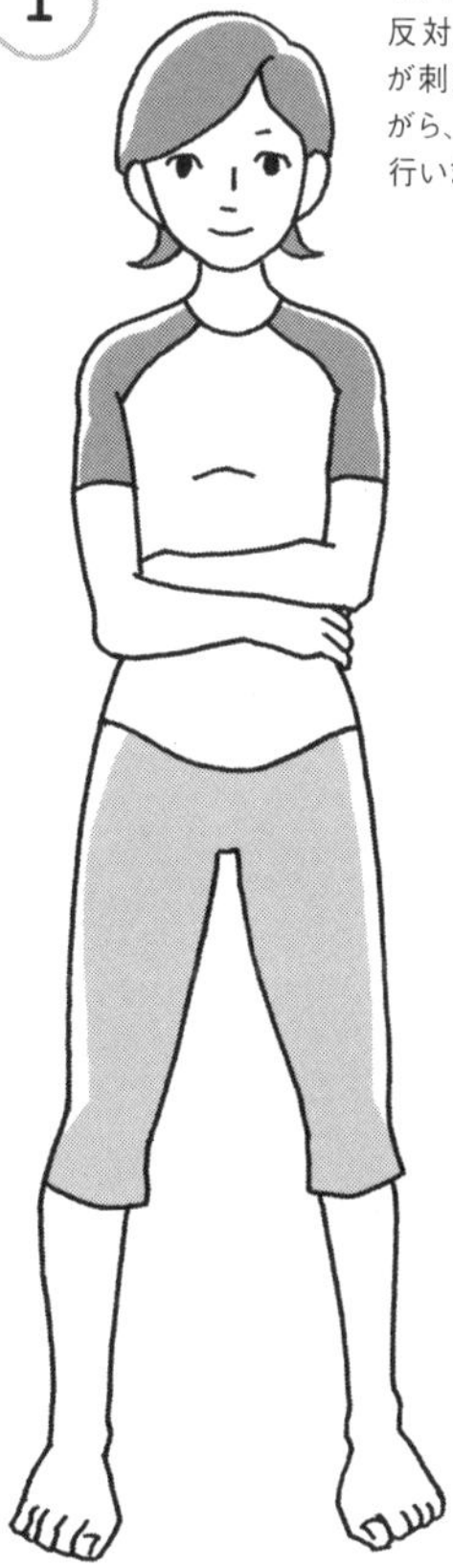

2

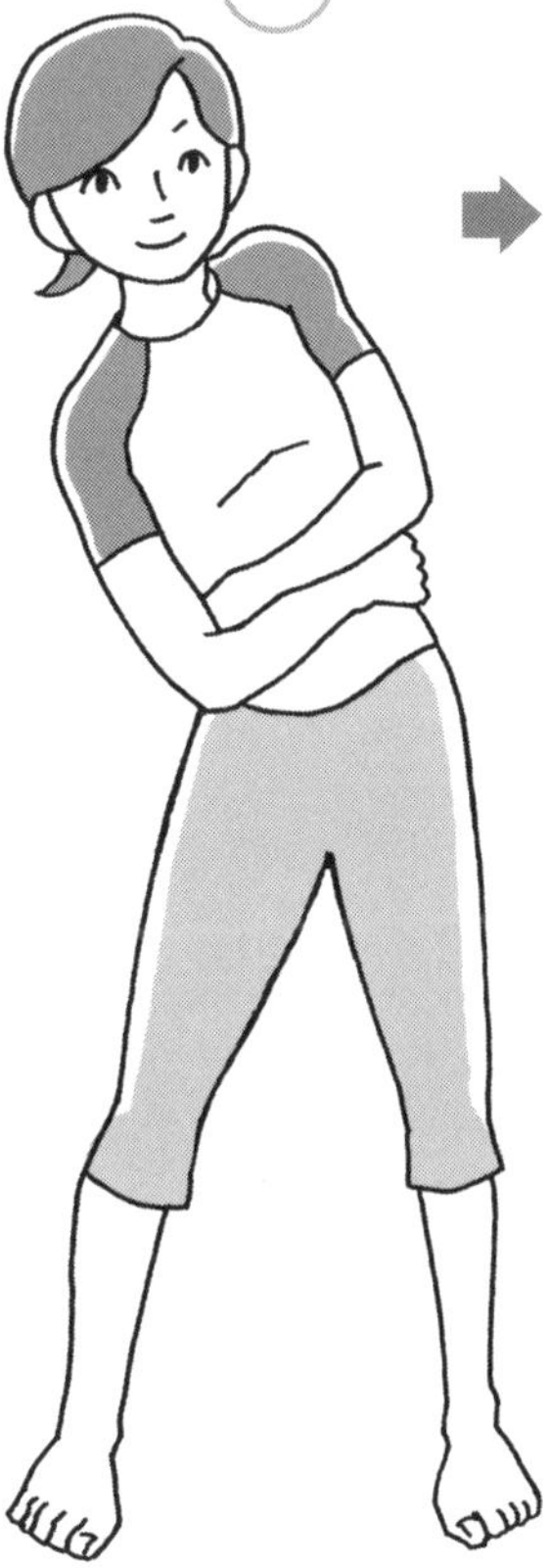

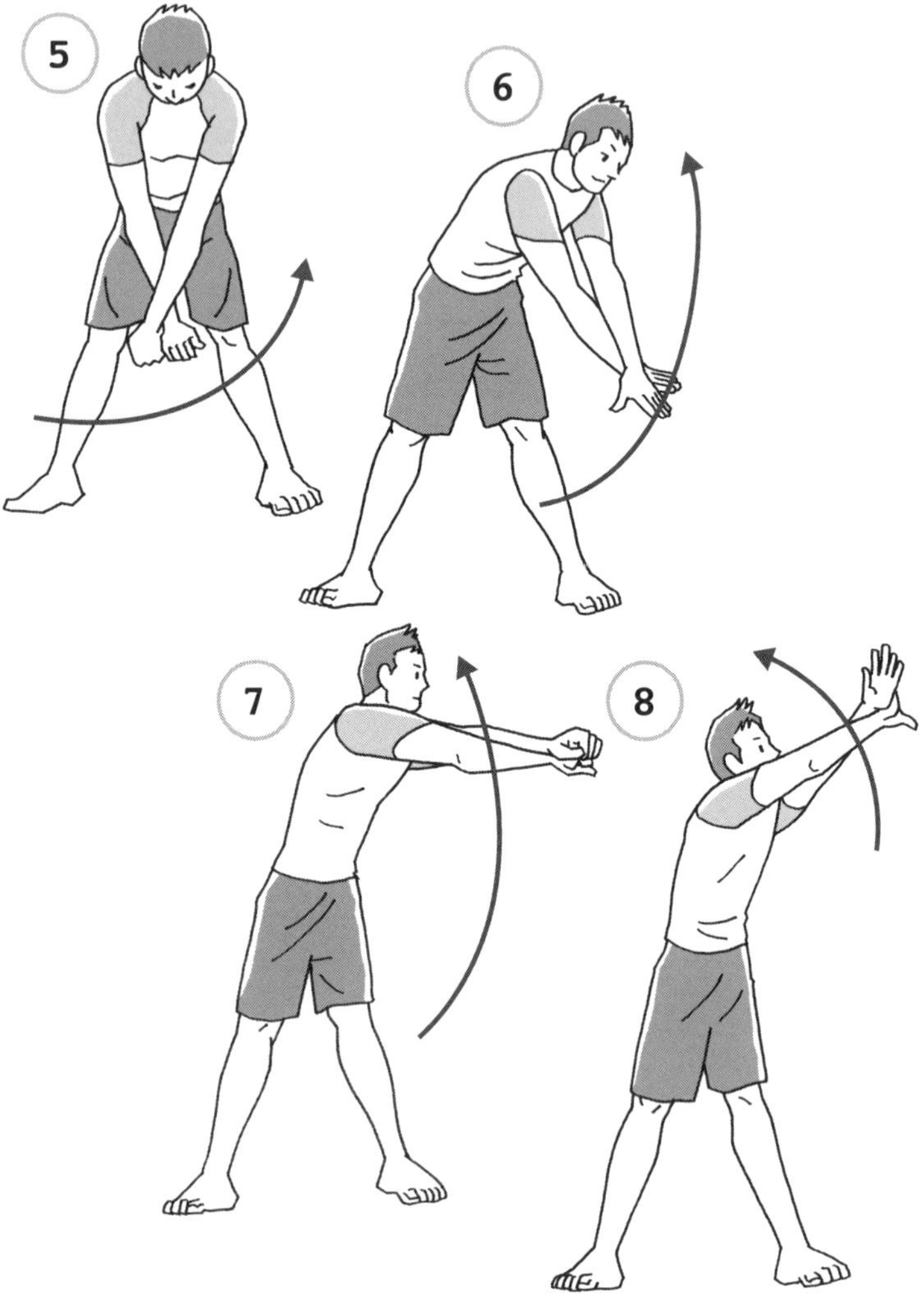
5
6
7
8

全身の回旋

手をグー･パーしながら全身を回す

足を肩幅ほどに開き、両腕を上に伸ばし、手首をクロスします。この姿勢で、手をグー・パーしながら、全身を大きく回します。遠くのものをつかむ感覚で行ってください。1回転したら、今度は反対方向に1回転しましょう。

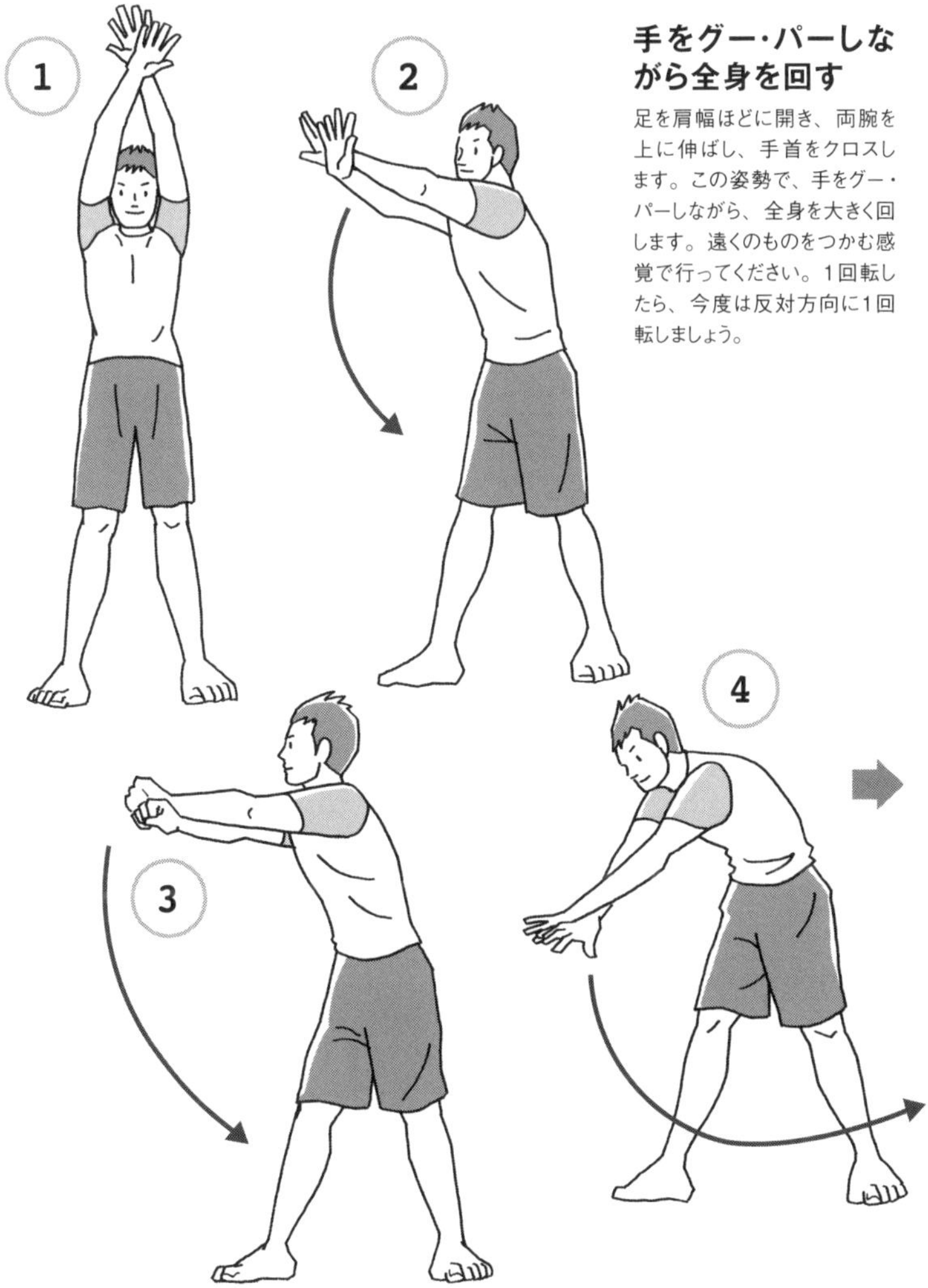

第4章

人生がいまより
もっと楽になる
セル・エクササイズ

トップアスリートが実践するパフォーマンスアップの方法

「セル・エクササイズ」は、レーシングドライバー、プロ野球選手、プロ格闘家、オリンピック選手、プロゴルファーなど多くのトップアスリートが実践しています。

ここまでは一般の人向けにアレンジしたノウハウをご紹介しましたが、この第4章では、トップアスリートたちが実際にパフォーマンスを上げるために実践しているエクササイズを、**「コンディショニング編」**と**「ケア編」**に分けて紹介していきます。アスリート向けですが、もちろん子どもでも実践できる内容です。

いずれも医学的な根拠を元に開発され、臨床実験を積み重ねてきたものばかりです。比較的ゆっくり、筋肉と呼吸を意識して行ってください。

◎コンディショニング編（**138ページ〜157ページ**）

体の一部の筋肉に負荷をかけるのではなく、全身をほぐして刺激を与えるエクササイズです。動きの中心である肩甲骨や股関節の動きをスムーズにすることが大切です。

脳から神経、体幹を経て手足へと体の命令系統を強化することで、自律神経のバランスもアップします。体幹を形づくる骨盤底筋群、横隔膜、腹横筋、多裂筋といったインナーマッスルを強化することができます。

コンディショニングのエクササイズは筋肉トレーニングではありません。体の機能を精神レベルまで向上させるのが目的です。事前にコップ一杯の水を飲んでから始めてください。副交感神経が高まり、さらに効果的です。

コンディショニング編のエクササイズは、テンポのよいダンスミュージックを聴きながらやってみてはいかがですか。

◎ケア編（**158ページ〜171ページ**）

トレーニング後のクールダウンや、夜の就寝前、また疲れを感じたときに行ってほしいエクササイズです。ゆったり呼吸をしながら筋肉の緊張を和らげることで副交感神経が高まります。全身の筋肉をほぐすことで姿勢もよくなります。

ケア編では、スローテンポのヒーリングミュージックを聴きながら行うと、さらに効果的です。

コンディショニング編①――全身の回旋

体全体で大きな円を描くように動きましょう。上半身をピンと伸ばし、手首をクロスさせて、お互いの手のひらを合わせて「ロック」し、左右にゆっくり回します。この「ロック」が体幹と上肢を一体化させます。でも、手首のクロスが難しい人は無理をせず、手首同士を合わせるだけでもかまいません。無理せず、できる範囲で行ってください。ただし、ひじを曲げてはいけません。メリットが半減するので腕は必ず伸ばしましょう。

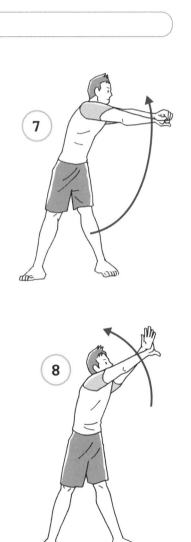

7

8

全身の回旋

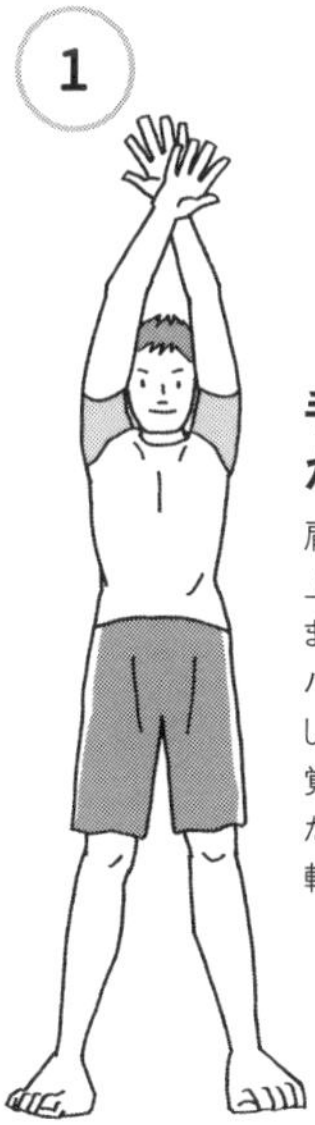

手をグー・パーしながら全身を回す

肩幅ほどに足を開き、両腕を上に伸ばし、手首をクロスします。この姿勢で、手をグー・パーしながら、全身を大きく回します。遠くのものをつかむ感覚で行ってください。1回転したら、今度は反対方向に1回転しましょう。

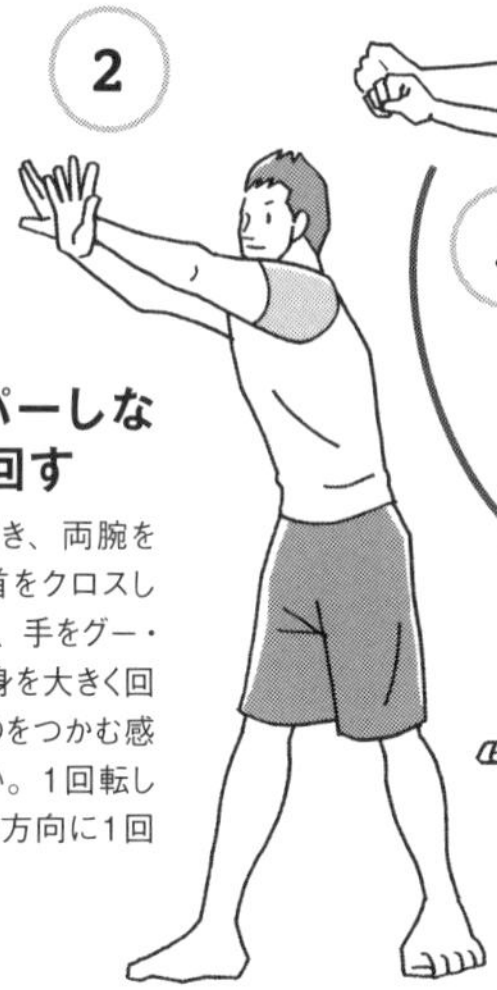

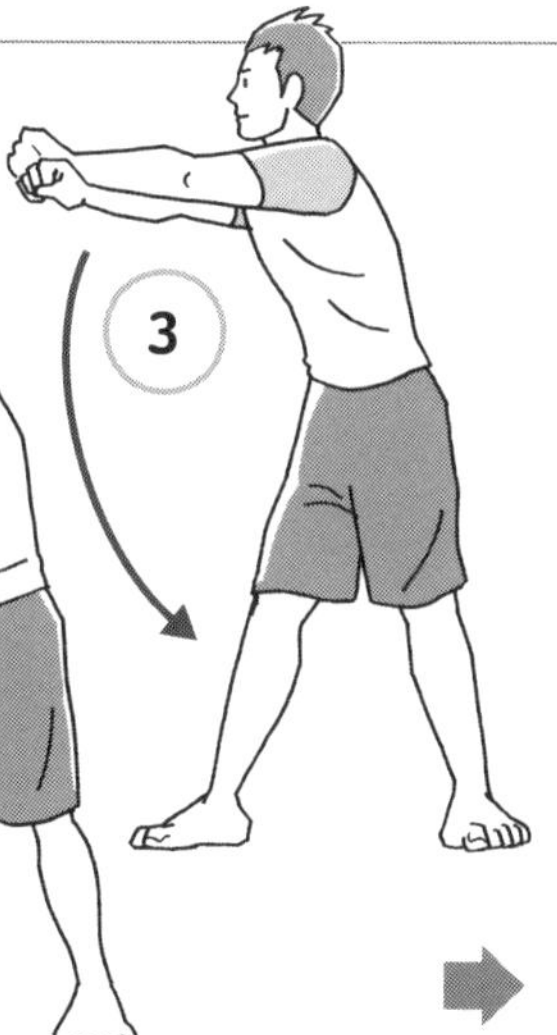

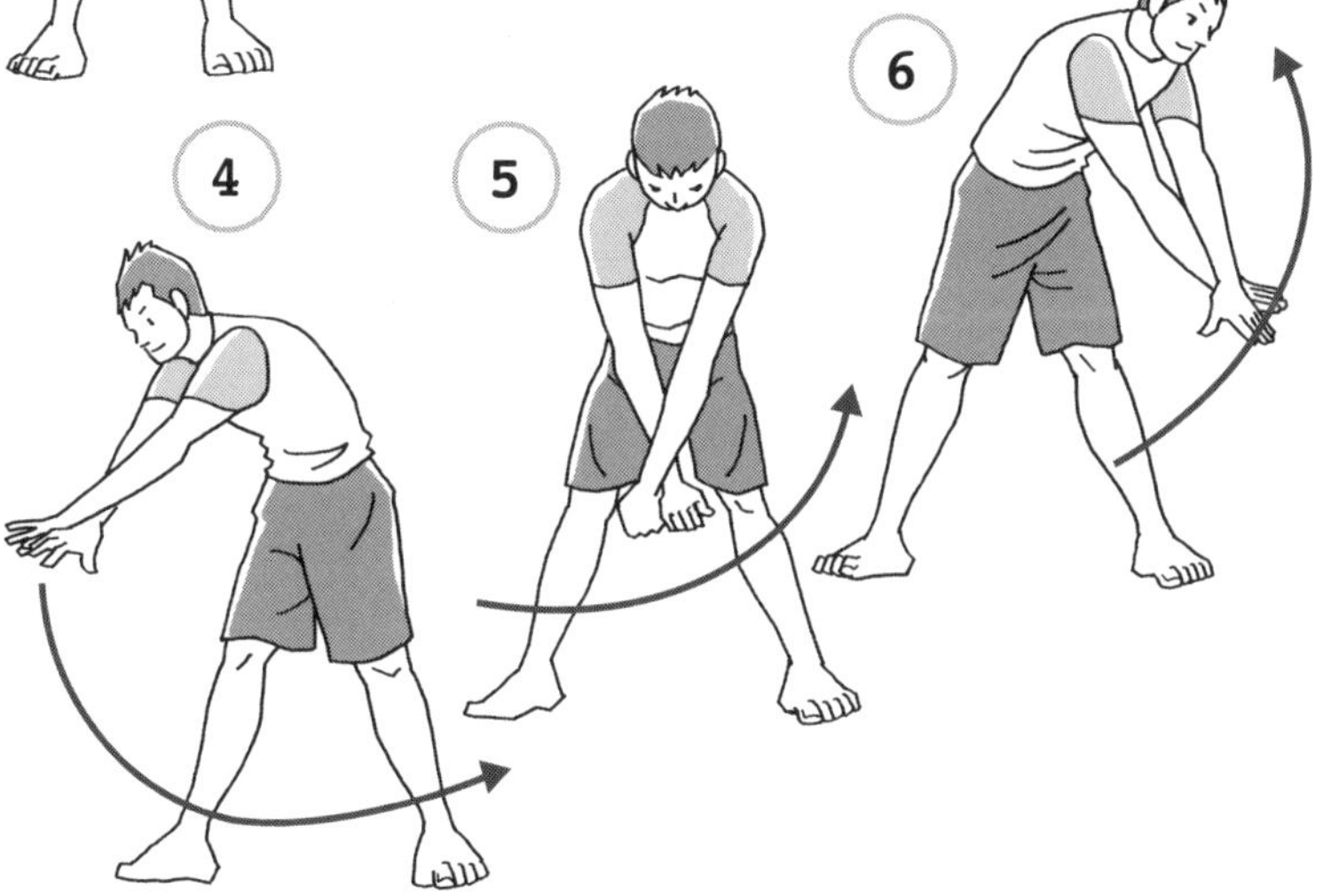

コンディショニング編②――ボクシングパンチ

ボクシングのパンチを繰り出すようなこのエクササイズは、肩甲骨から腕、お腹、太ももまで効率よく強化してくれます。プルプルした二の腕や太ももを引き締めたい方にも、ぜひおすすめです。体中のエネルギーをこぶしに集める感覚で素早くパンチ！　腕だけ伸ばして下半身を置き去りにしてしまってはいけません。腰やひざも連動させ、下半身をしっかりひねってパンチを繰り出しましょう。

3

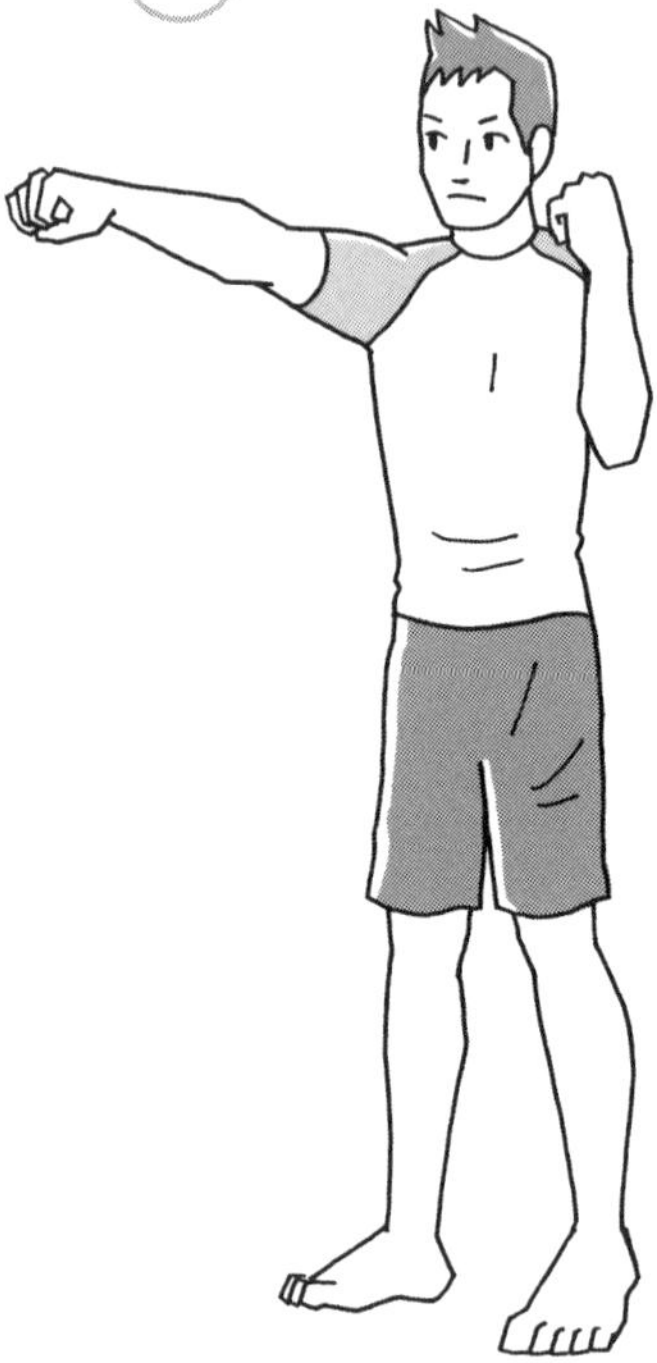

左手を引き寄せ、右手でパンチ

パンチした左手を引き寄せながら、右手でパンチを繰り出します。ただ腕を伸ばすだけでなく、体全体を使ってこの動きを16回繰り返しましょう。

ボクシングパンチ

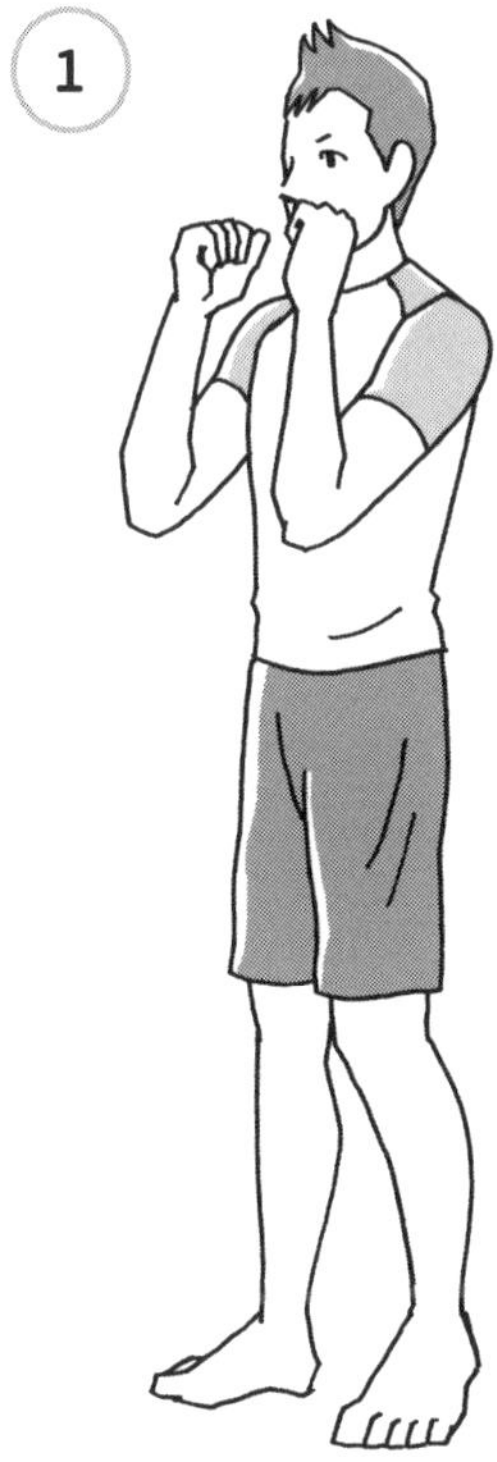

1 こぶしをつくって、あごの前で構える

足を肩幅ほどに開き、両手を軽く握ってこぶしをつくります。あごの下の高さに構え、ファイティングポーズをとりましょう。

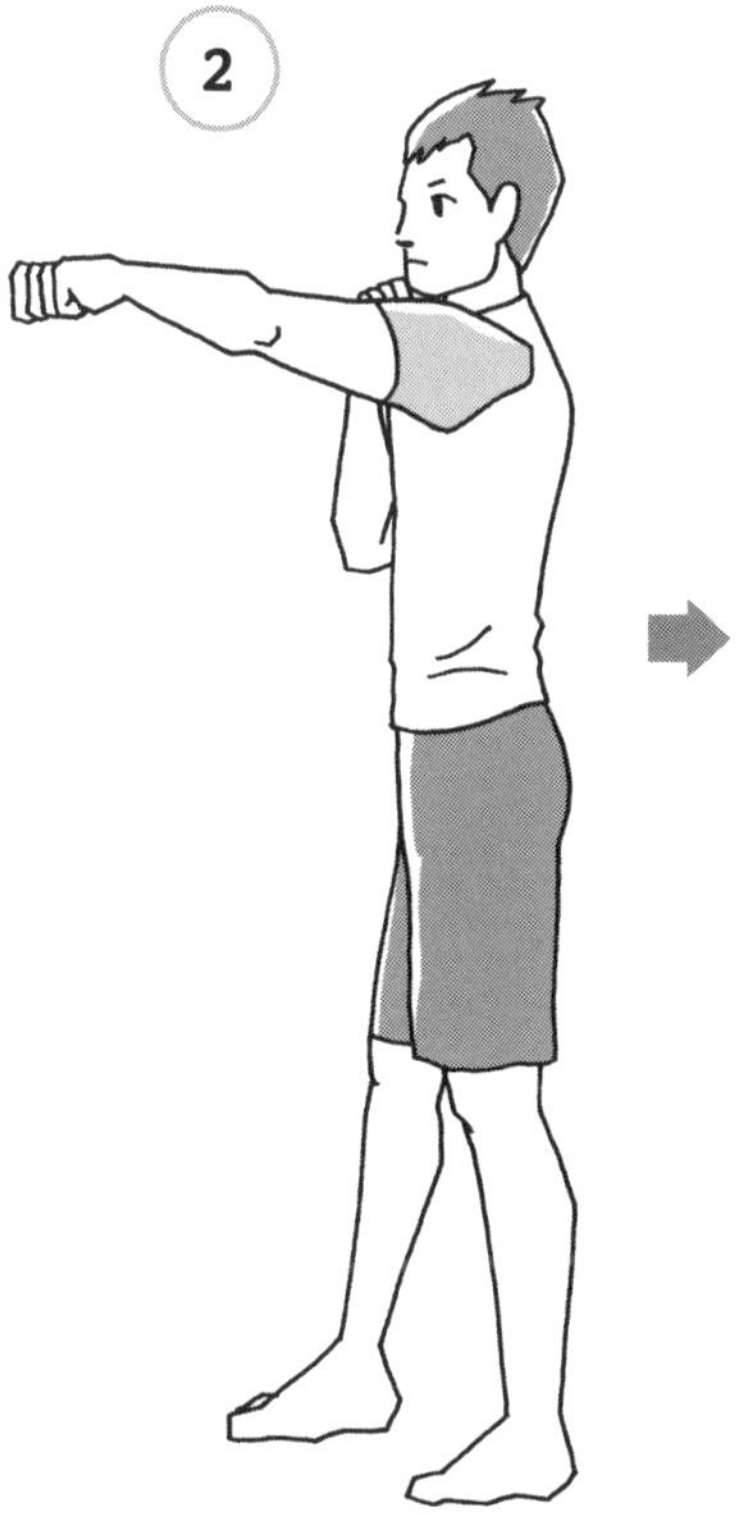

2 体全体を使って、左手でパンチ

左手でパンチを繰り出します。腕はあごの高さをキープ。腰やひざと連動するのを意識しながら、こぶしを突き出しましょう。

コンディショニング編③——プッシュキック

下腹部から股関節や太ももの強化に効果的なエクササイズ。ぽっこりお腹や太ももが気になる方にもおすすめです。勢いをつけて蹴り上げるのではなく、お腹と太ももの筋肉の力を使って足を引き上げ、それから蹴り上げるのがポイントです。蹴り上げるうちに上半身が後ろに反らないように注意してください。これでは腹部に力が入りません。まっすぐな姿勢を保ちましょう。

3

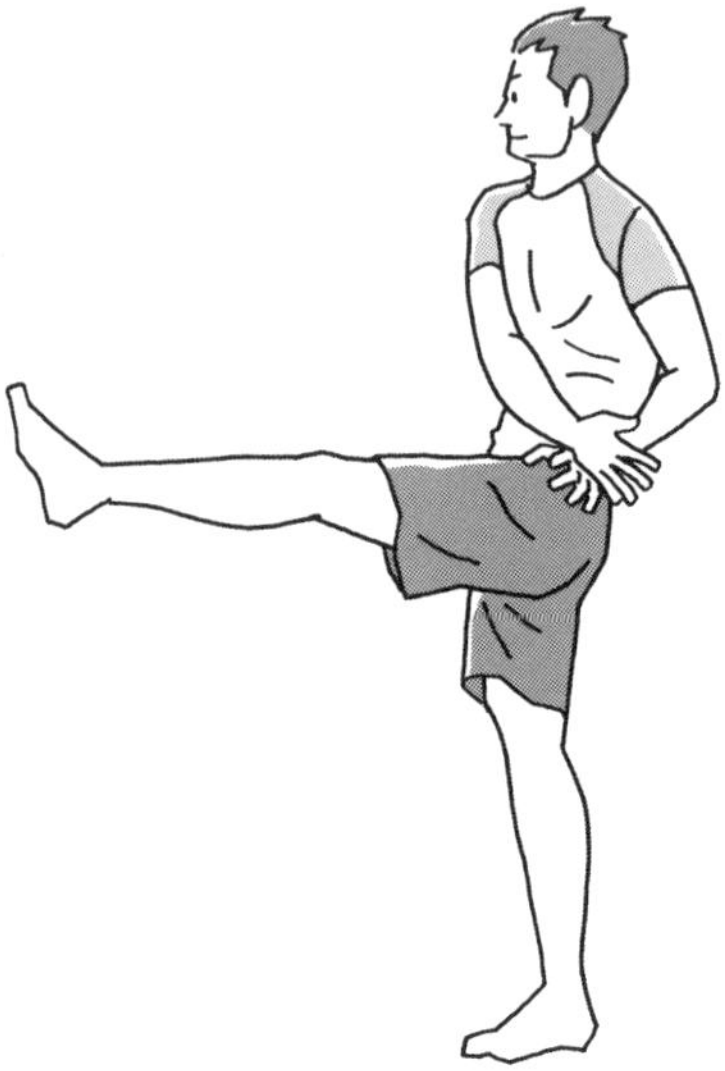

プッシュキック

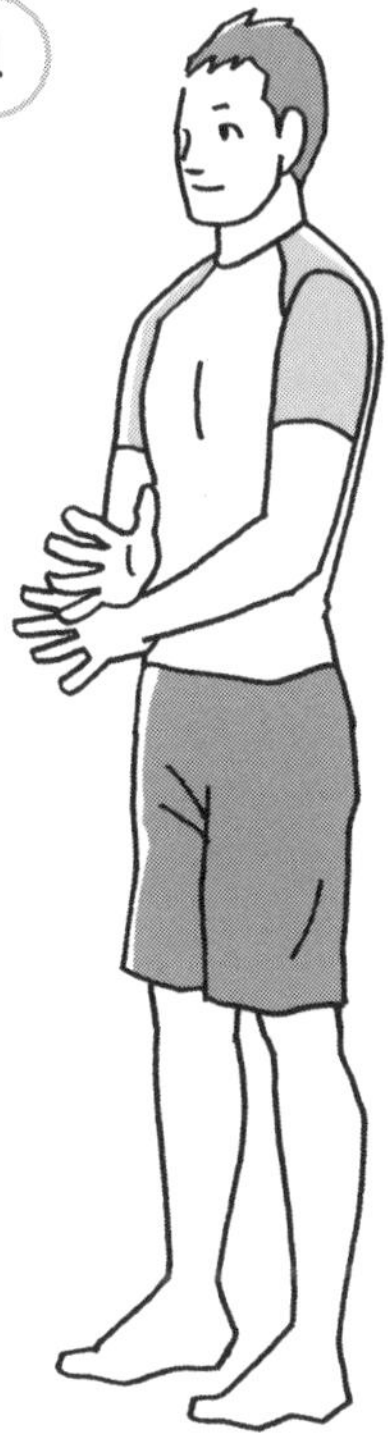

1

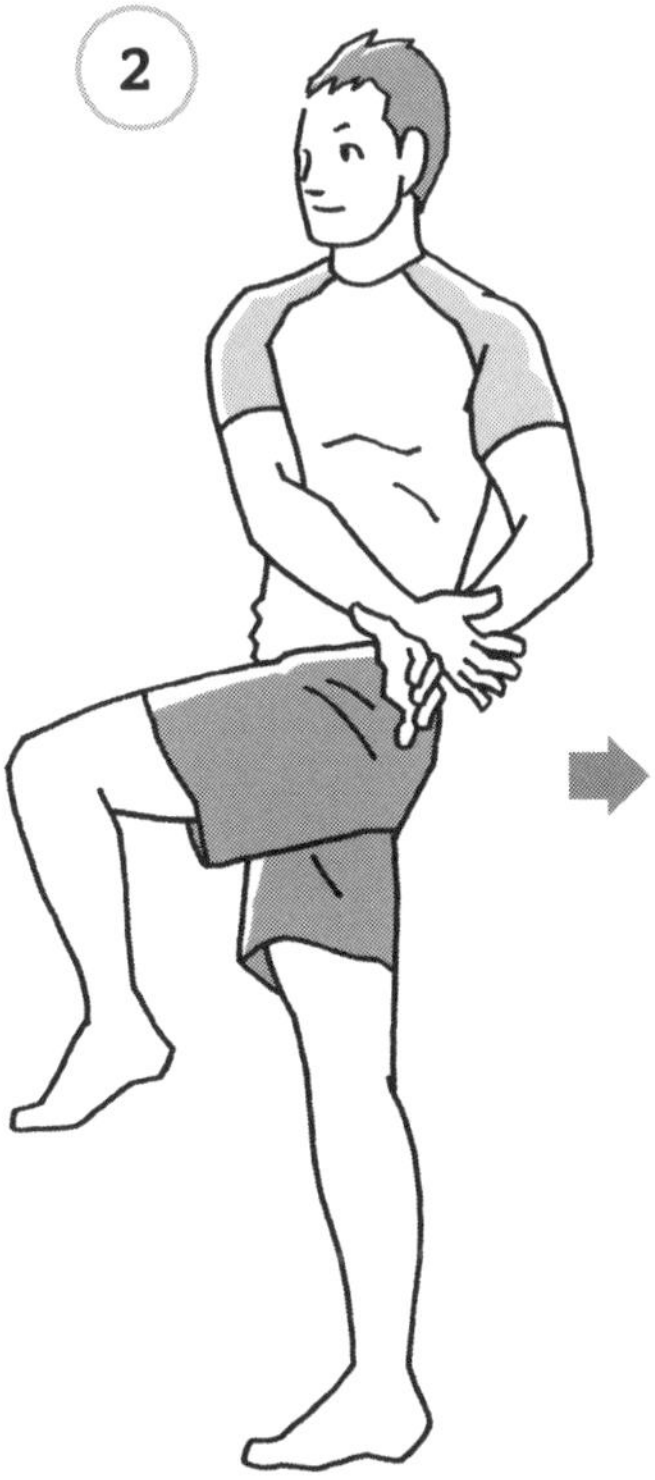

2

手首をクロスして、まっすぐ立つ

足を肩幅に開いて、まっすぐ立ちます。真正面を見て、胸を張って、お腹の前で手首をクロスさせます。

上半身をひねり、大きくキック

上半身を左にひねりながら左の太ももを上げ、大きく蹴り上げます。左足の次は右足も。これを10回繰り返しましょう。

コンディショニング編④――屈伸＆両腕の投げ上げ

両腕を交互に振ると同時に屈伸運動も行います。上半身と下半身のリズムに慣れるまで大変かもしれませんが、繰り返すうちに両者が連動する感覚をつかめるでしょう。これがマスターできれば脳から体幹への命令系統も強化されます。腕を動かすのではなく、体幹の揺れる動きに合わせて、自然に上げ下げしましょう。感覚的にはリラックスした状態で腕を振ってください。

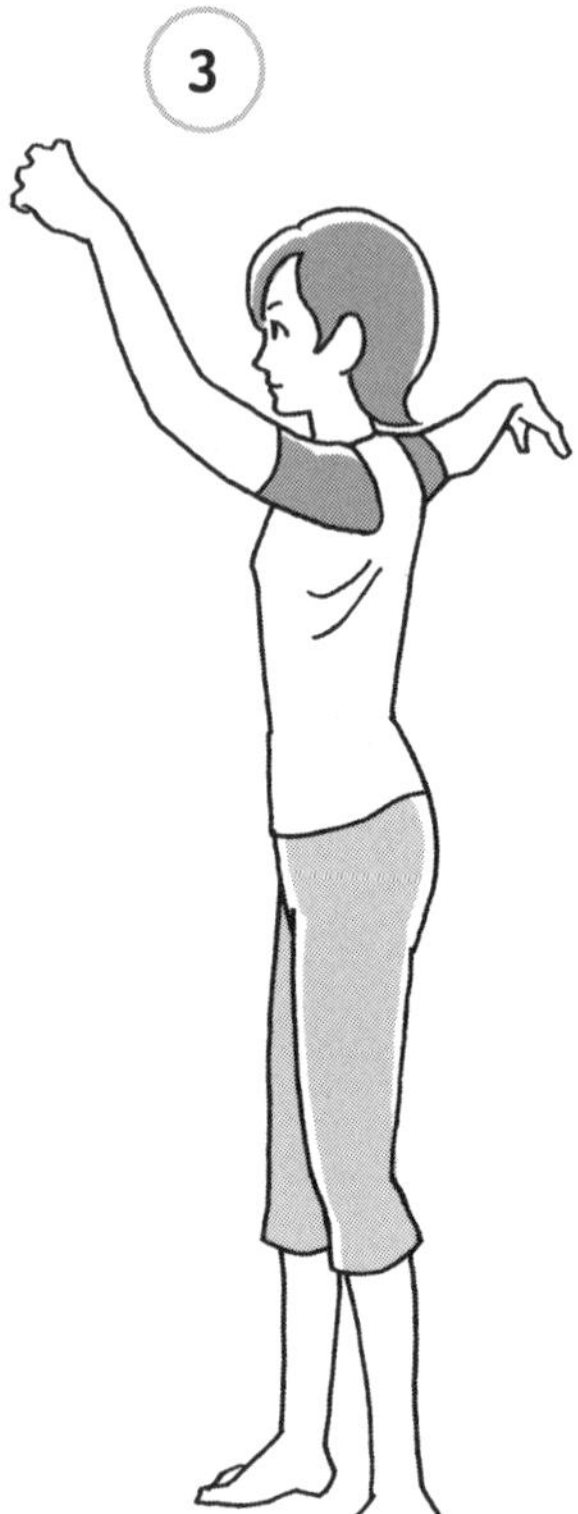

体を右にひねり、両腕を投げ上げ

体を起こし、体幹を意識して体を右にひねり、その勢いで左腕を前方に、右腕を後方に投げ上げます。①から③を16回繰り返しましょう。

屈伸＆両腕の投げ上げ

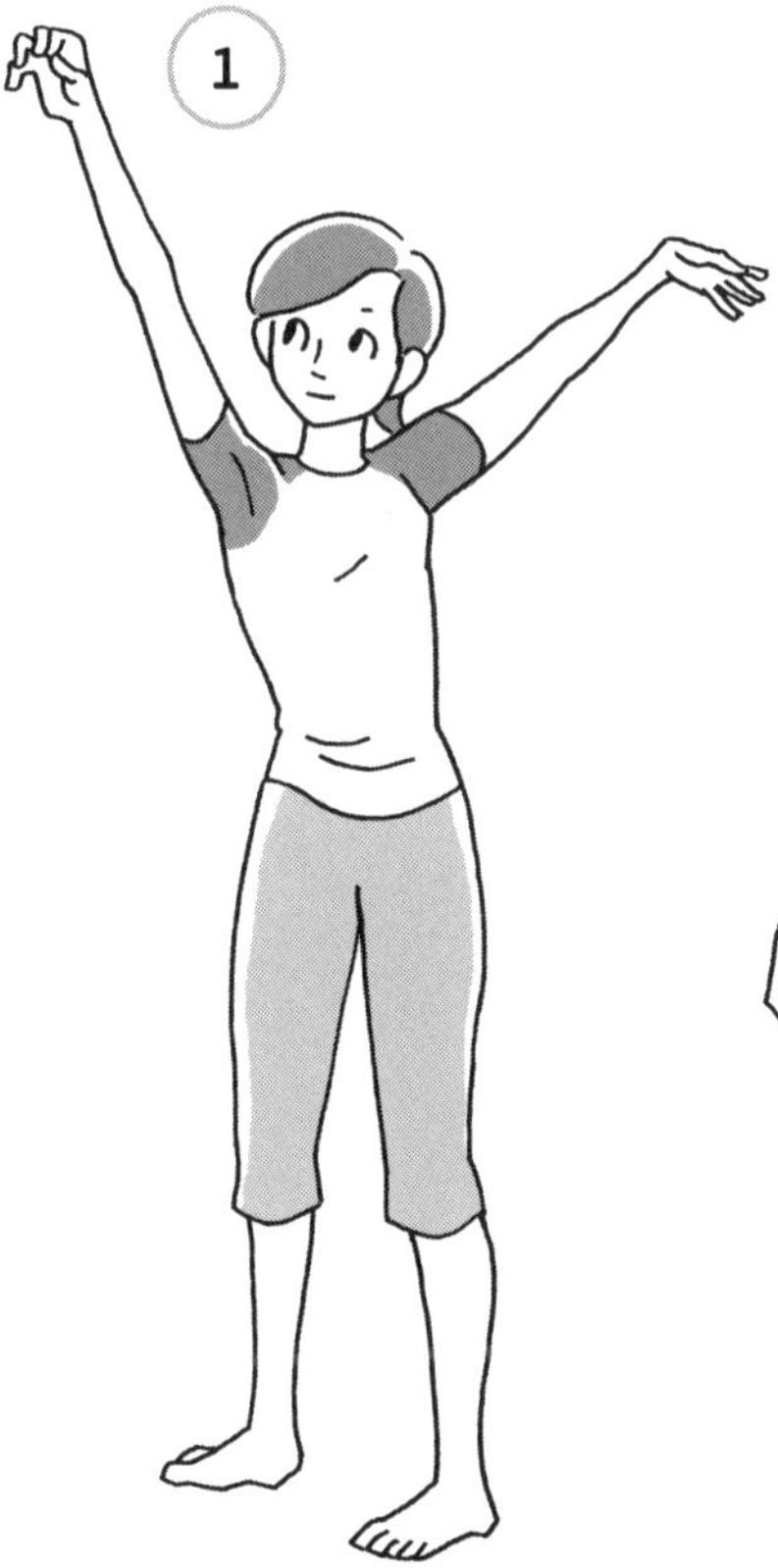

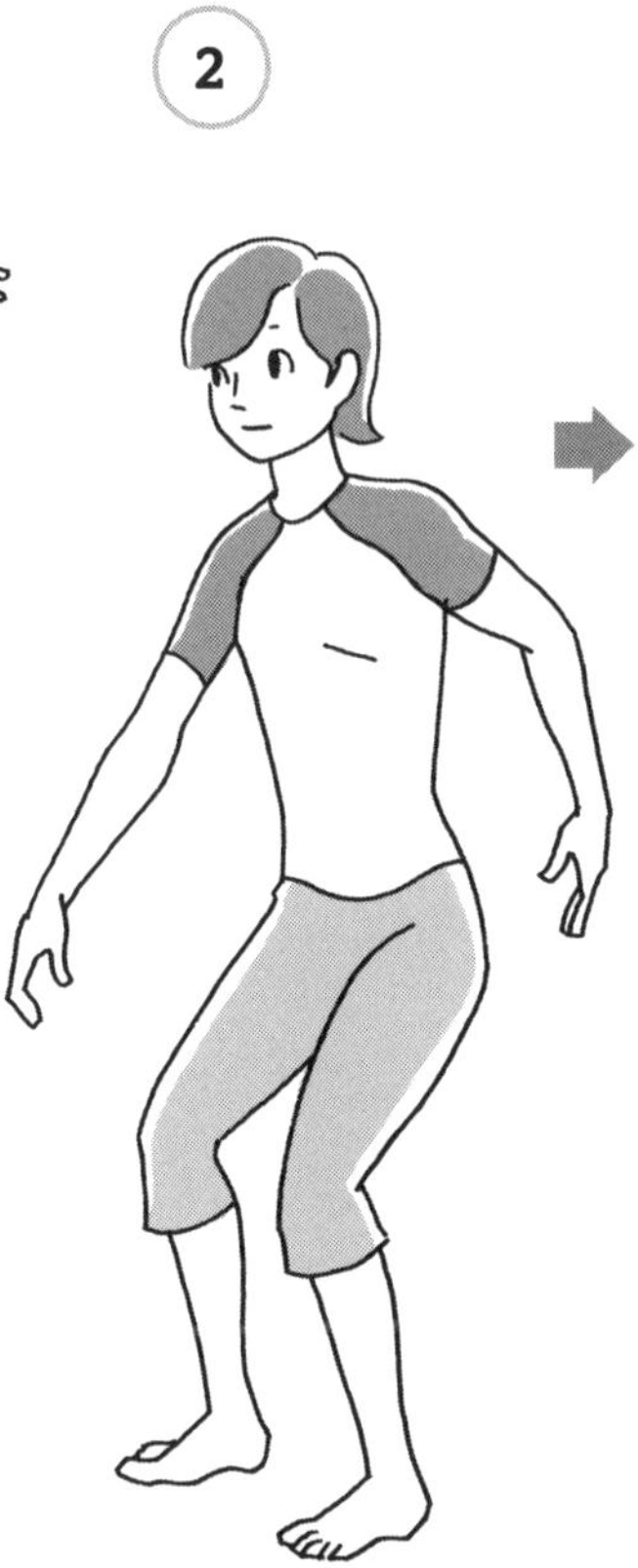

体幹と連動して、
両腕を投げ上げ

足を肩幅に開いてまっすぐ立ち、体幹を意識しながら左にひねり、その勢いに合わせて右腕を前方に、左腕を後方に投げ上げます。

腕を下ろして
ひざの屈伸

投げ上げた両腕を下ろしながら体の向きを正面に戻してひざを折り曲げます。力を抜いて、全身をリラックスさせましょう。

コンディショニング編⑤——屈伸&両腕の回旋

「両腕の回旋」に屈伸運動をプラスしたエクササイズ。太ももの引き締めだけでなく、腰痛にも効く可能性があります。体幹を回転させながら両腕を体に巻きつけます。腕を巻きつけるタイミングは、ひざを曲げたときに行います。体の回転より先に腕を動かしてはいけません。ただ腕だけを振るのではなく、きっちり体幹を回転させ、その勢いで体に巻きつけましょう。

4

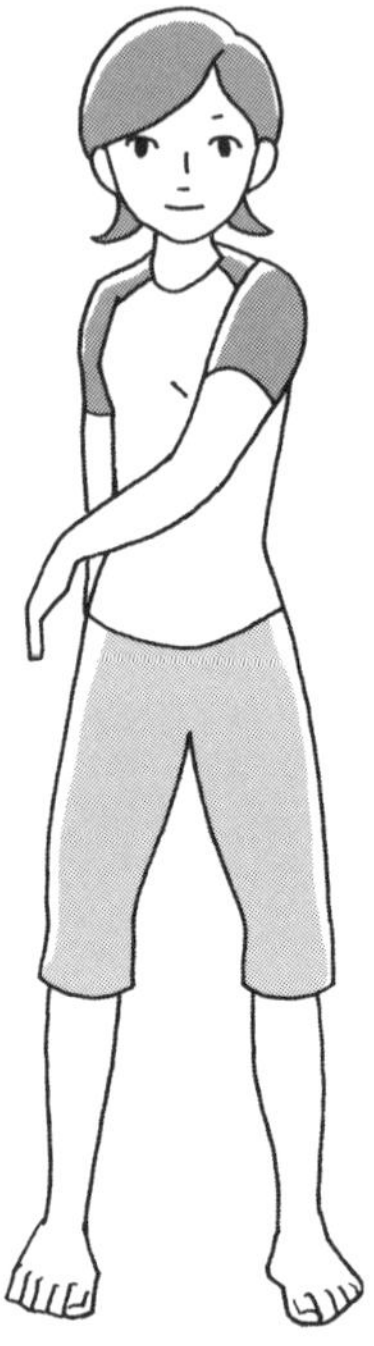

もう一度屈伸しながら、腕を反対に振る

体幹を右に回転させながら、ひざを曲げます。脱力した両腕を体の右側に巻きつくように振りましょう。①から④を16回繰り返してください。

屈伸＆両腕の回旋

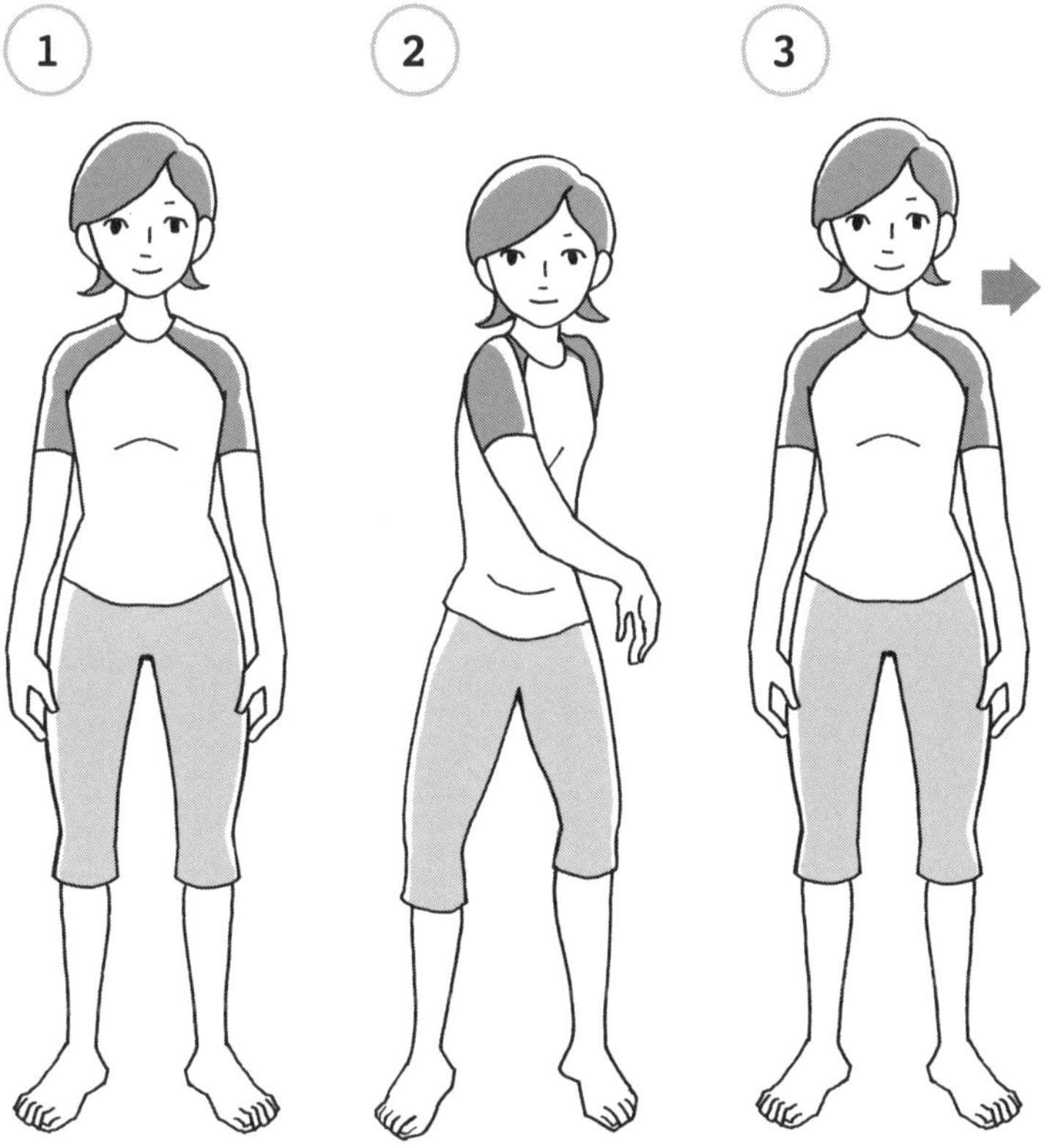

上半身の力を抜いて、まっすぐ立つ

足を肩幅に開き、上半身の力を抜いてまっすぐ立ちます。とくに両腕はリラックスさせましょう。猫背やお尻が突き出ないよう注意してください。

屈伸しながら腕を巻きつける

体幹を左に回転させながら、ひざを曲げます。その動きに連動させて、脱力した両腕を体の左側に巻きつくように振りましょう。

体を正面に戻し、ひざを伸ばす

体幹を正面に戻しながら、ひざを伸ばします。このときも両腕は力を抜いてリラックスさせましょう。

コンディショニング編⑥——屈伸&体幹の回転

体幹を安定させてバランス能力を養うエクササイズ。屈伸しながら体幹を左右に回転させ、手のひらでまず肩にタッチ。両肩のタッチが終わったら、今度は同じ動きでわき腹にタッチ。さらに腰骨にタッチします。肩→わき腹→腰骨へのタッチは「体幹を回転させて、その動きにつられて腕を振る」イメージで素早く行いましょう。この際に前かがみの姿勢にならないように注意してください。

4

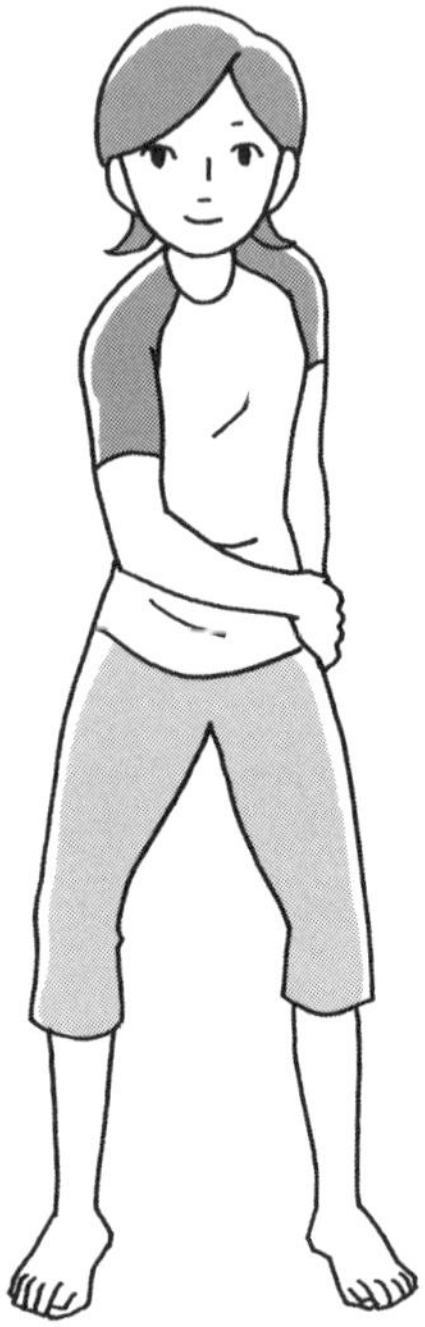

腰を落として腰骨にタッチ

さらに深くひざを曲げ、体幹を左に回転して右手で左の腰骨をタッチ。同様に右に回転して左手で右腰骨をタッチ。以上の①から④を4回繰り返しましょう。

屈伸＆体幹の回転

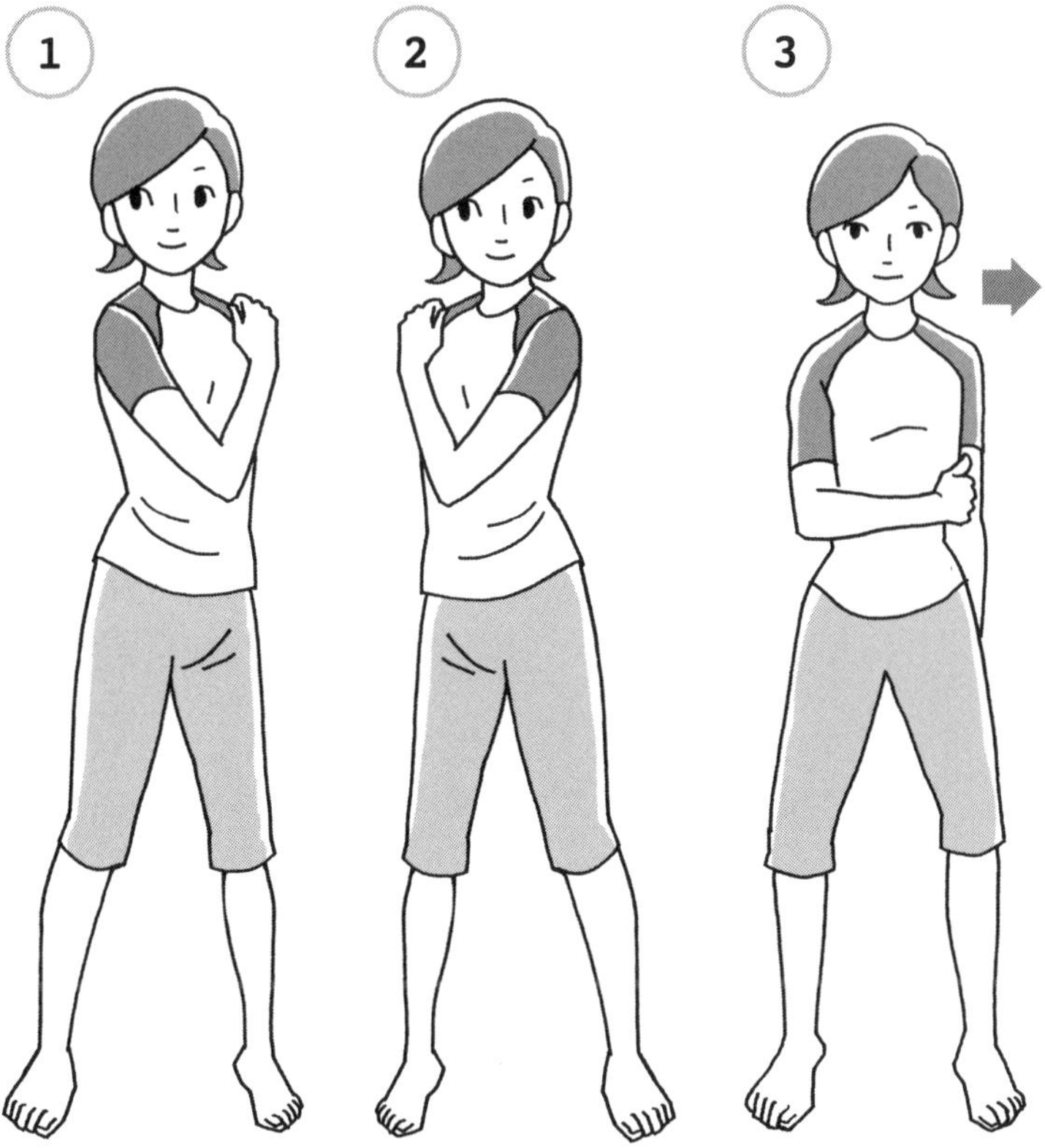

軽くひざを曲げて両肩にタッチ

足を肩幅の間隔に開き、ひざを軽く曲げます。体幹を左に回転して右手で左肩をタッチ。同様に右に回転して左手で右肩をタッチします。

深くひざを曲げて、両わき腹にタッチ

先ほどよりもやや深くひざを曲げます。体を左に回転して右手で左わき腹をタッチ。同様に右に回転して左手で右わき腹をタッチします。

コンディショニング編⑦——肩甲骨アップ&ダウン

肩甲骨回りの筋肉と肩関節に働きかけるエクササイズ。首回りの可動域を向上させ、肩こりや腰痛も緩和することができます。肩の高さまで上げた腕を閉じて開くのは、肩甲骨を開いて寄せる運動を、ひじを上下するのは、肩甲骨を上下させる運動を意識してください。腕を閉じるときは、ひじから手の甲までしっかり合わせましょう。やっていくうちに猫背にならないように注意してください。

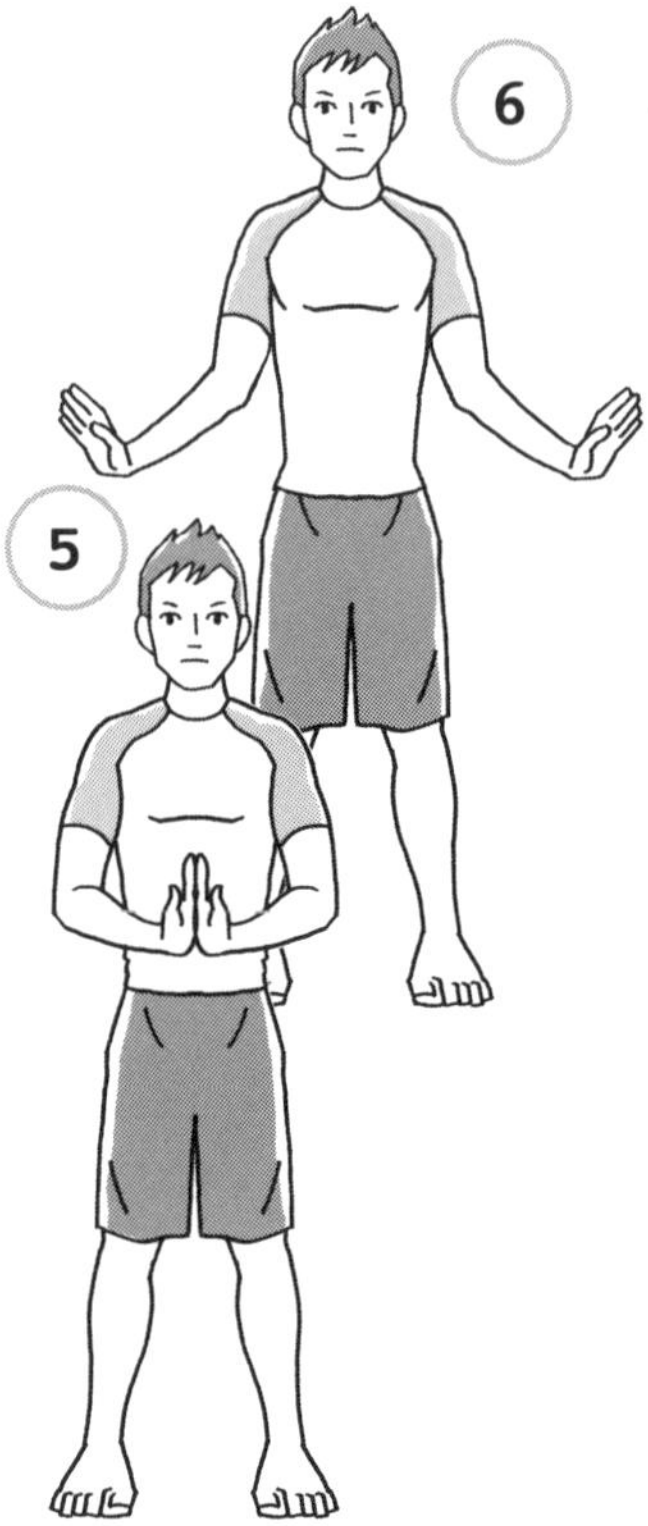

わき腹の高さで腕を閉じて開く

腕をできるだけ下げた状態で、手の甲を体の正面で合わせます。このとき、ひじはわき腹の高さ。ひじの高さをキープしたまま腕を真横に開き、ひじの上げ下げを5回行います。以上の①から⑥を4回繰り返してください。

肩甲骨アップ＆ダウン

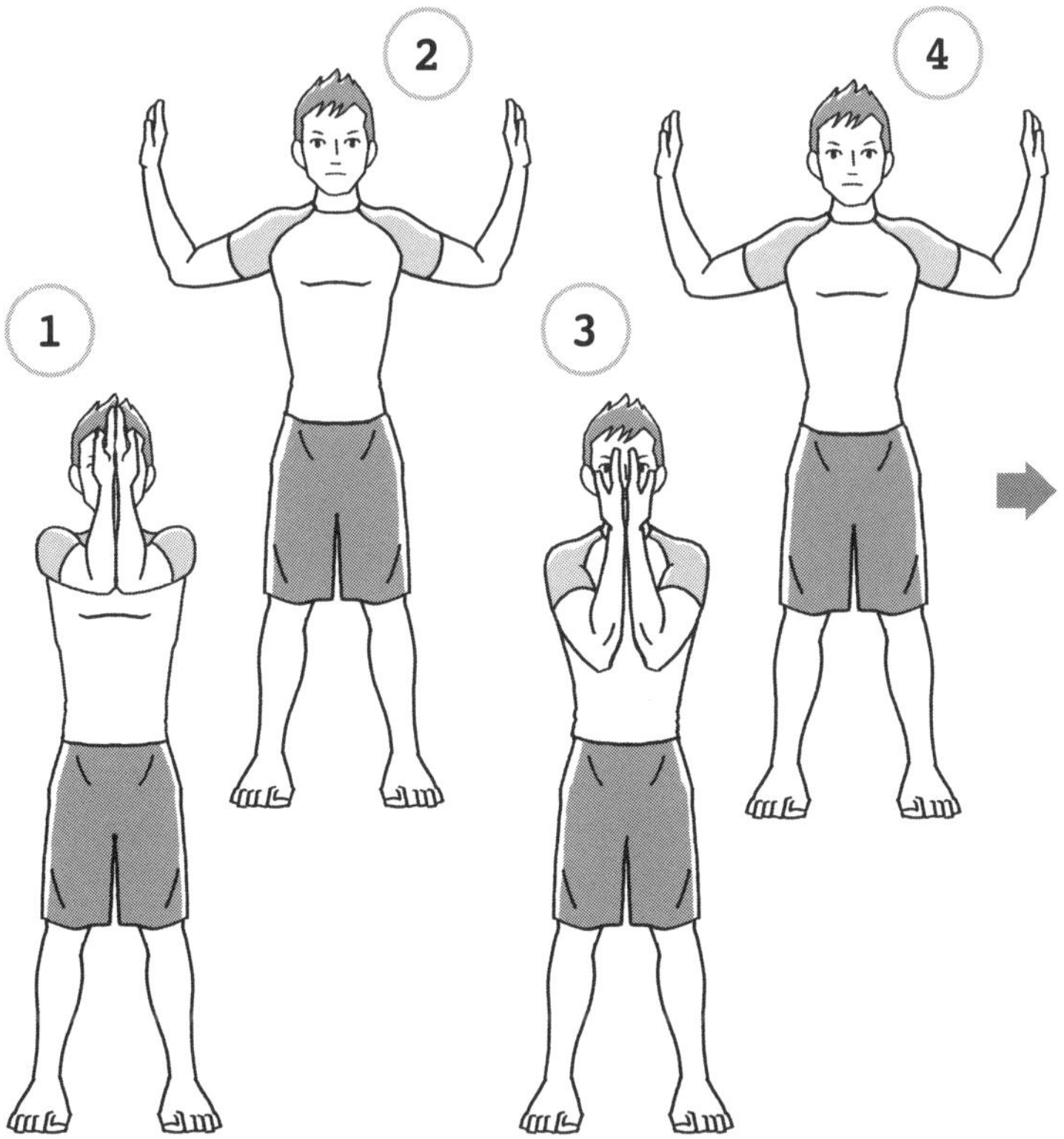

肩の高さで
腕を閉じて開く

足を肩幅に開き、肩と同じ高さに両腕のひじを上げ、ひじから手の甲を顔の前で合わせてください。次に腕の高さをキープしたまま両腕を真横に開き、今度はひじを上下に5回上げ下げしましょう。

胸の高さで
腕を閉じて開く

両腕を再び閉じて、ひじを胸の高さに合わせます。ひじの高さをキープして腕を真横に開き、ひじの上げ下げを5回行います。

コンディショニング編⑧――片足立ち足揺らし

歩行や走行の動作の基本となる「バランス感覚」と「もも上げ」を同時に鍛えるエクササイズ。ウォーキングやジョギングの前に行うと効果的です。下肢のむくみ改善にも役に立つでしょう。片足で立ち、ひざを手で支え、まずは前後左右に揺らします。次に時計回り&反時計回りに回し、この動きを繰り返します。これにより、股関節、ひざ関節、足関節の可動域が広がり、バランス感覚も整います。

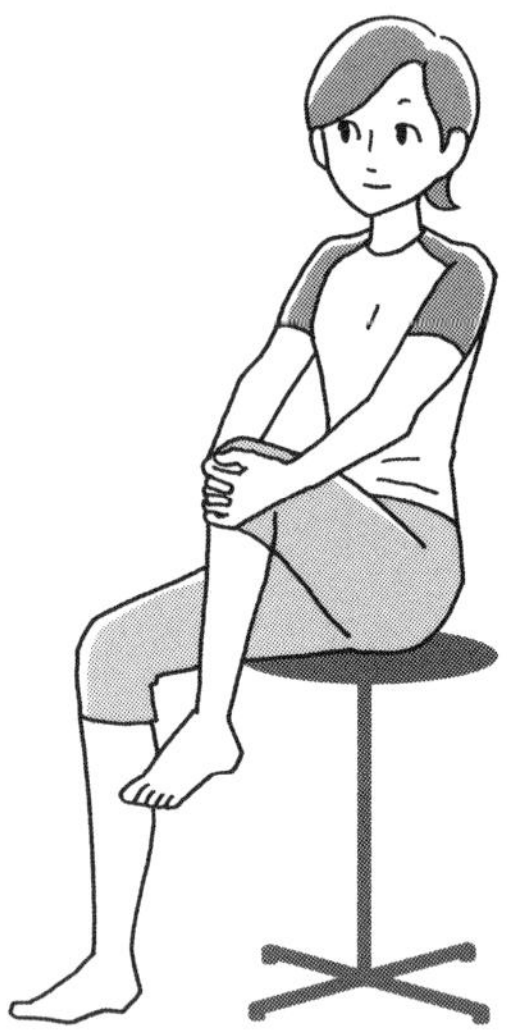

椅子に座ってもOK

片足立ち足揺らし

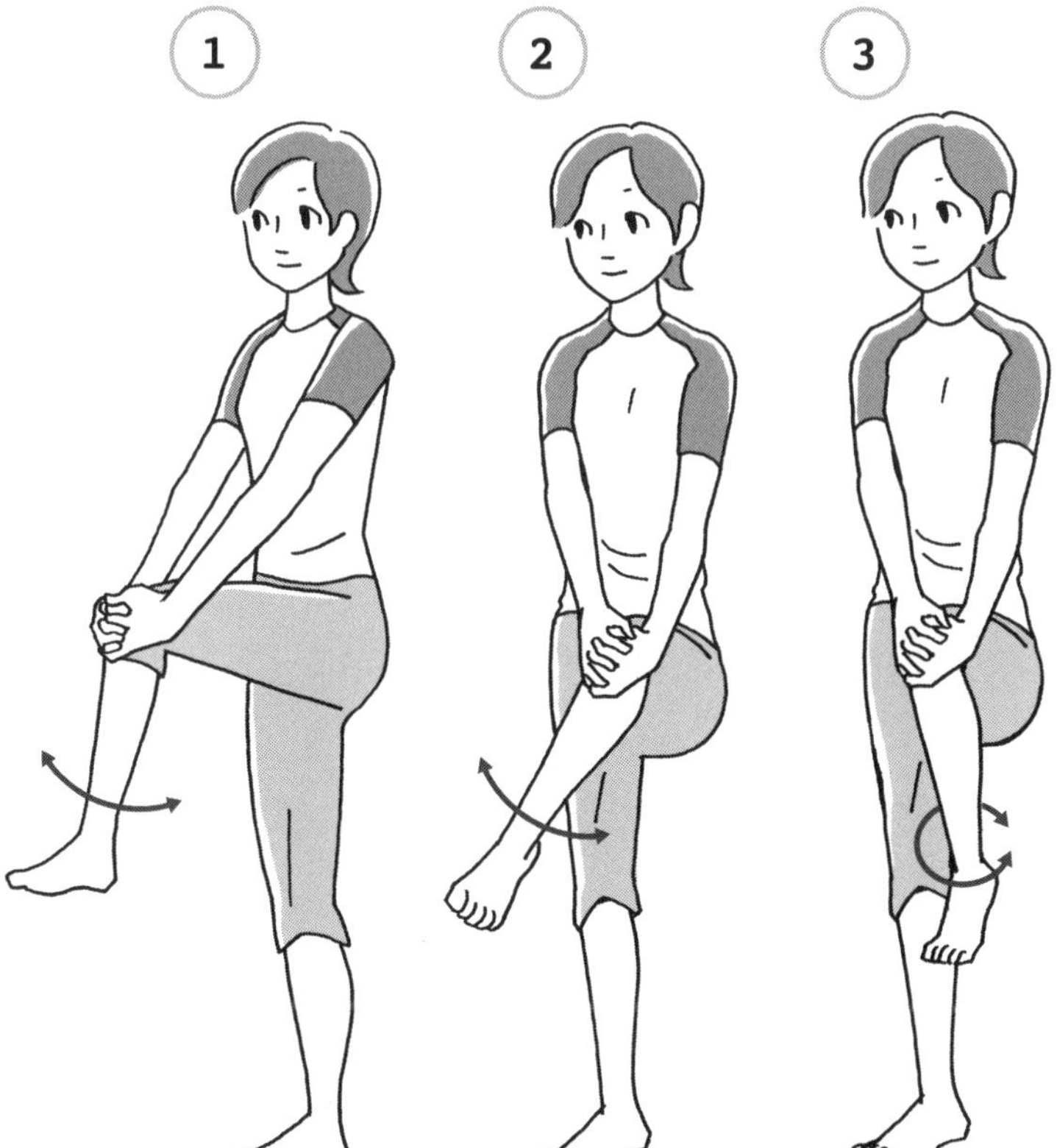

ひざ下を前後に揺らす

足を肩幅に開き、まっすぐ立ちます。左足のももを上げ、ひざを両手で支え、ひざ下を前後にブラブラと、8秒間揺らしましょう。

ひざ下を左右に揺らす

左ひざを両手で抱えたまま、ひざ下を左右に8秒間揺らします。上半身が前かがみにならないよう、左ももは腹筋と太ももの力で持ち上げてください。

ひざ下を回転させる

今度は、左足のひざ下を時計回りに4秒間回します。そのあと、反時計回りに4秒間。終わったら足を替えて、①から③を繰り返してください。

コンディショニング編⑨——肩関節&背中ほぐし

肩関節の可動域を向上させるエクササイズ。肩が大きく回らない方や肩こりがひどい方には非常に有効です。同時に背中や前腕の筋肉もほぐしてくれます。

片手の親指、人差し指、小指の3本だけ立て、その手首を反対の手でロックしてください。こうすることで筋肉を均等にストレッチすることができます。オフィスやカフェなどで手軽にエクササイズしてみましょう。

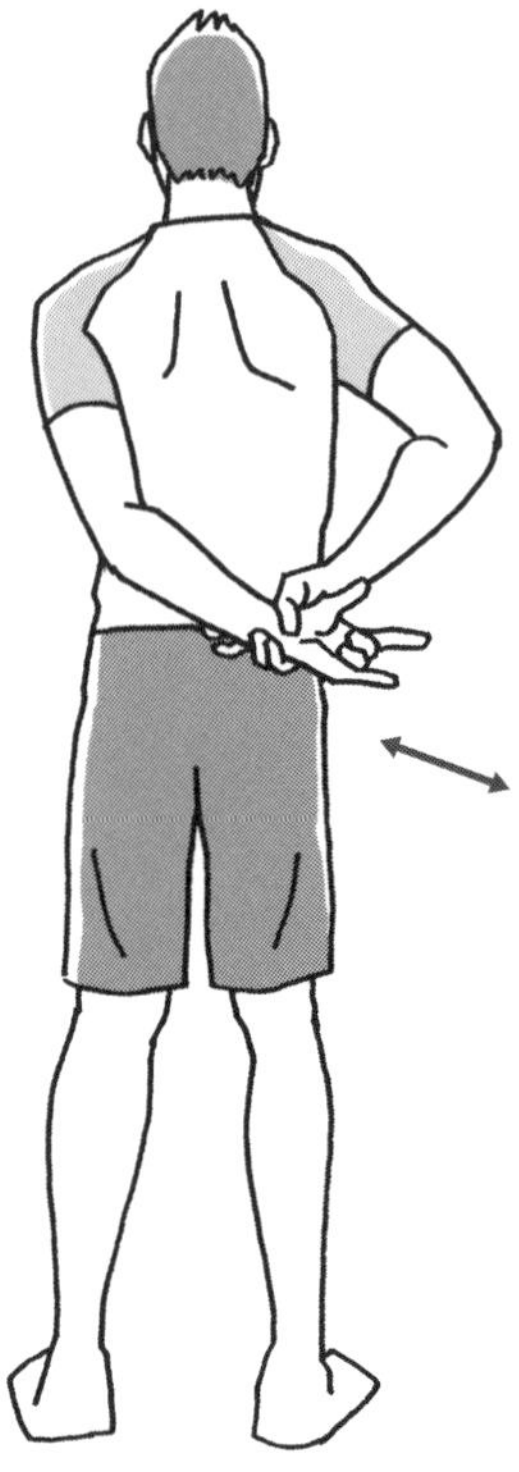

後ろで手を組み、腕を左右に動かす

①と同じ姿勢のまま、今度は腕を左右に動かします。動かしながら肩甲骨が連動していることを意識してください。10回繰り返しましょう。終わったら手を組み替えて、①と②を繰り返してください。

肩関節＆背中ほぐし

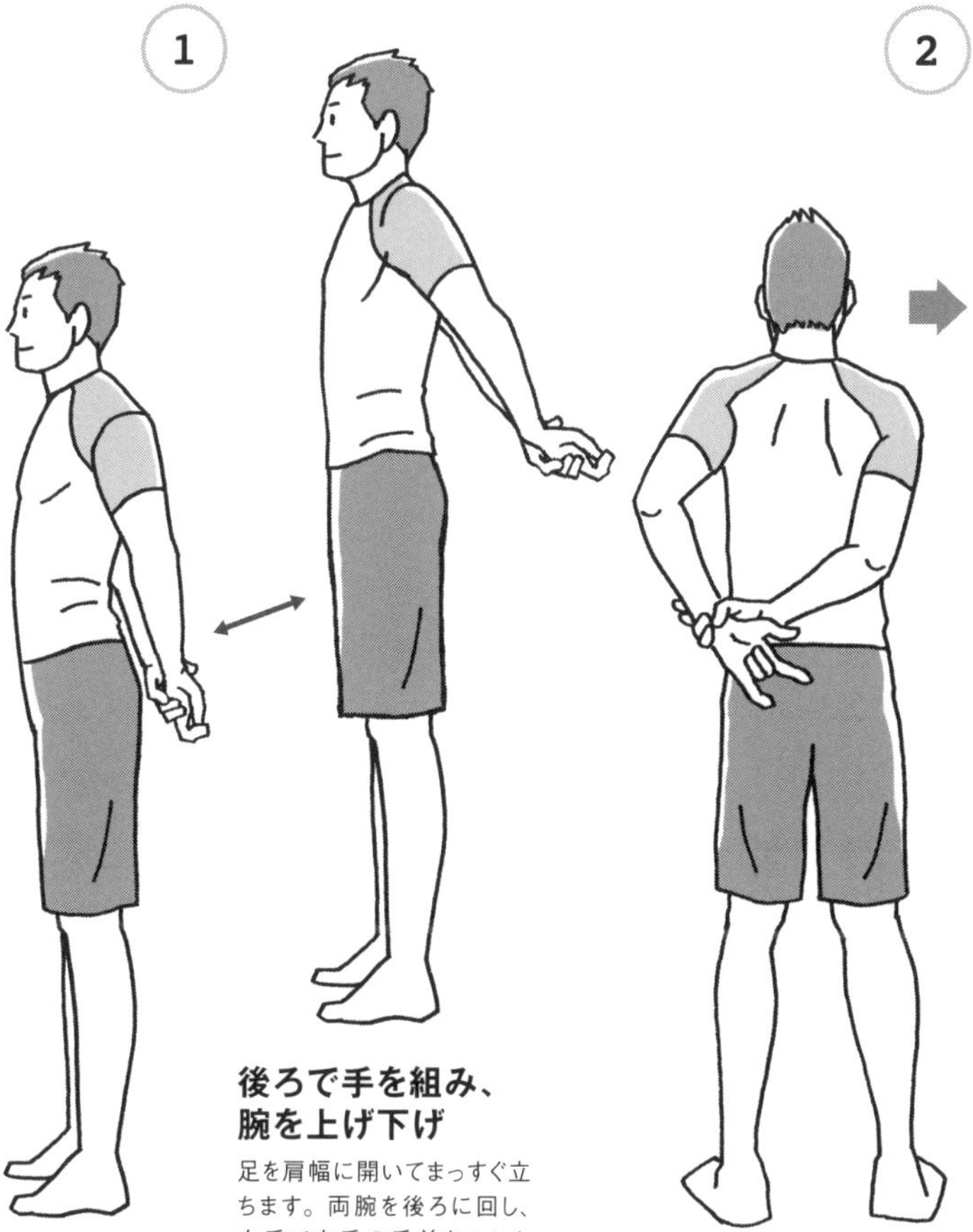

後ろで手を組み、腕を上げ下げ

足を肩幅に開いてまっすぐ立ちます。両腕を後ろに回し、右手で左手の手首をつかんでください。左手は親指・人差し指・小指を立てることが大切です。このまま腕の上げ下げを10回行いましょう。

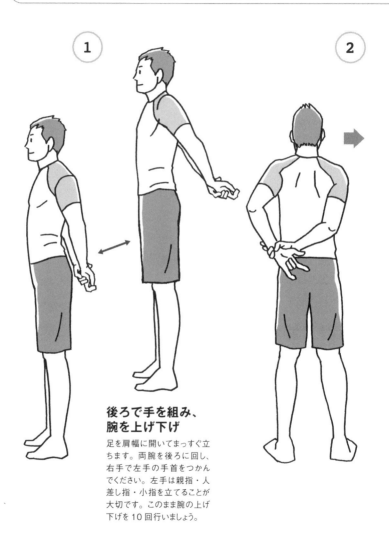

コンディショニング編⑩——上体ひねりスクワット

体幹のバランス感覚を鍛え、下半身やウエストの引き締めにも役に立つエクササイズです。スクワットの姿勢がきついときは無理をせず、腰を落とす程度から徐々にスタートして、床につくくらいまで腰を落とせるようにがんばってください。無理をすると、スクワットをする際に上半身が前かがみになってしまうので気をつけましょう。顔はつねに正面を向くように気をつけてください。次項からは「ケア編」に入ります。

3

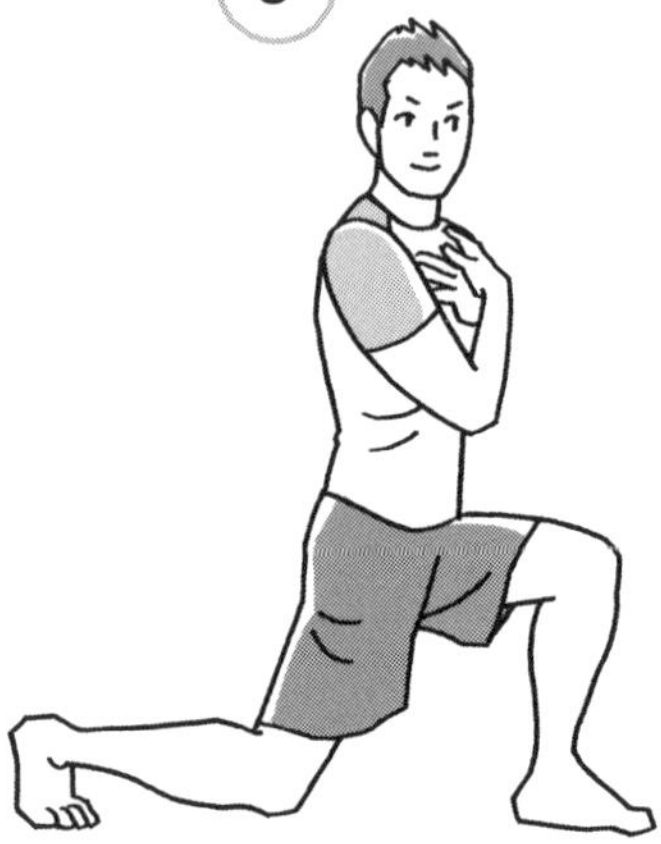

体を左にひねり、反対側にスクワット

もう一度①の姿勢に体を戻したあと、右足のかかとを軽く上げ、今度は左方向に腰を落としましょう。以上①から③を6回繰り返してください。

上体ひねりスクワット

1

まっすぐ立ち、腕を胸の前でクロス

足を肩幅よりやや広めに開きます。つま先は外に向けましょう。腕の力をなるべく抜きながら、両腕を胸の前でクロスさせます。

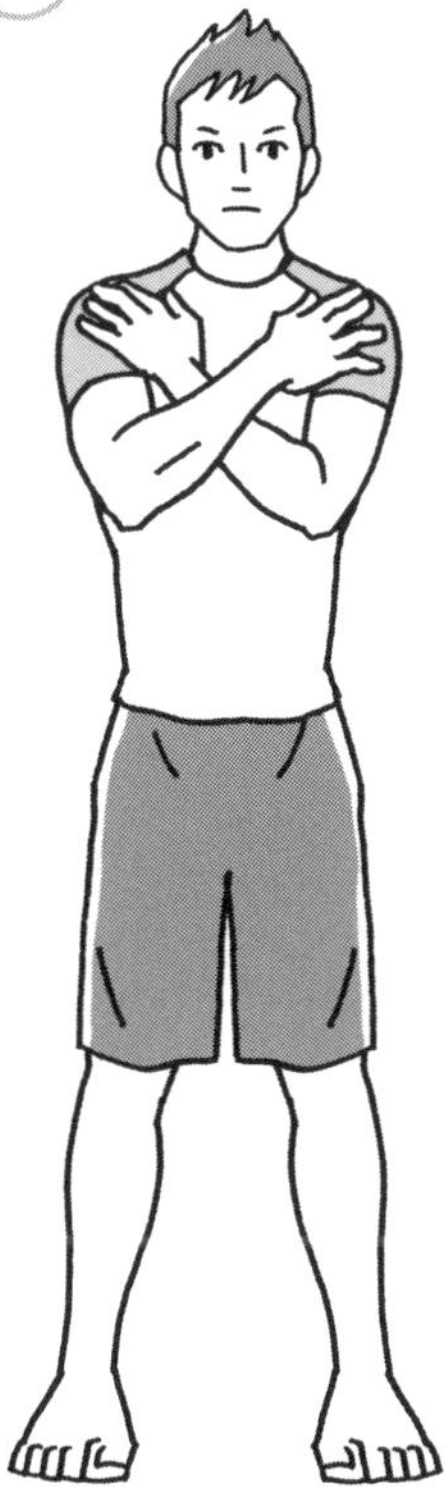

2

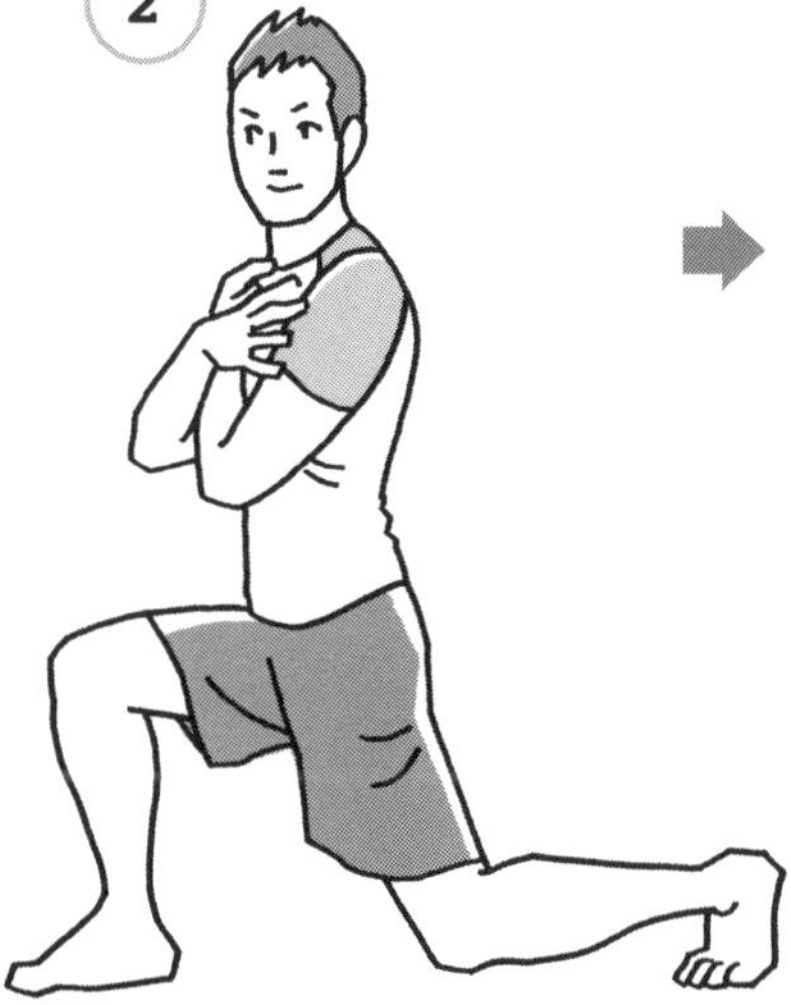

体を右に向けてスクワット

腕をクロスしたまま、左足のかかとを軽く上げ、体を右方向に向けて腰を落とします。左ひざが床に触れるくらいまで落としましょう。

ケア編①――手首揺らし

ここからは「ケア編」に入ります（137ページ参照）。

指を手首に添えてやさしく揺らすだけなのですが、単純なこの動作を行うだけで肩こりが楽になり、手先の冷え性が改善されます。気をつける点は、手首を強く握ったり、揺らしているほうの指に力を入れすぎたりしてしまうことです。自然な揺れが大切です。

職場や電車のなかでも気軽に行えるエクササイズなので、ぜひ実践してみましょう。

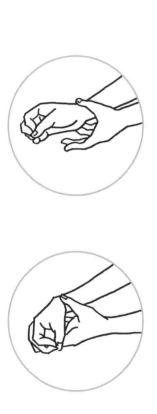

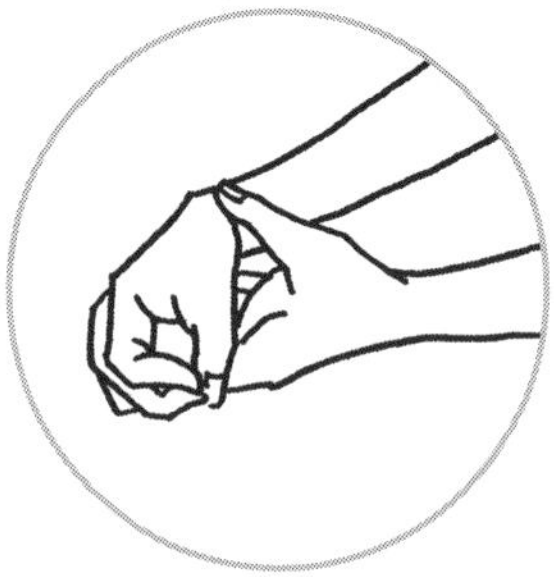

手首揺らし

椅子に座って背筋を伸ばします。左手で右手首をピンポン球を包むようにやさしく握り、手首をブラブラさせながら30秒ほど揺らします。手首を強くつかまないよう注意しましょう。

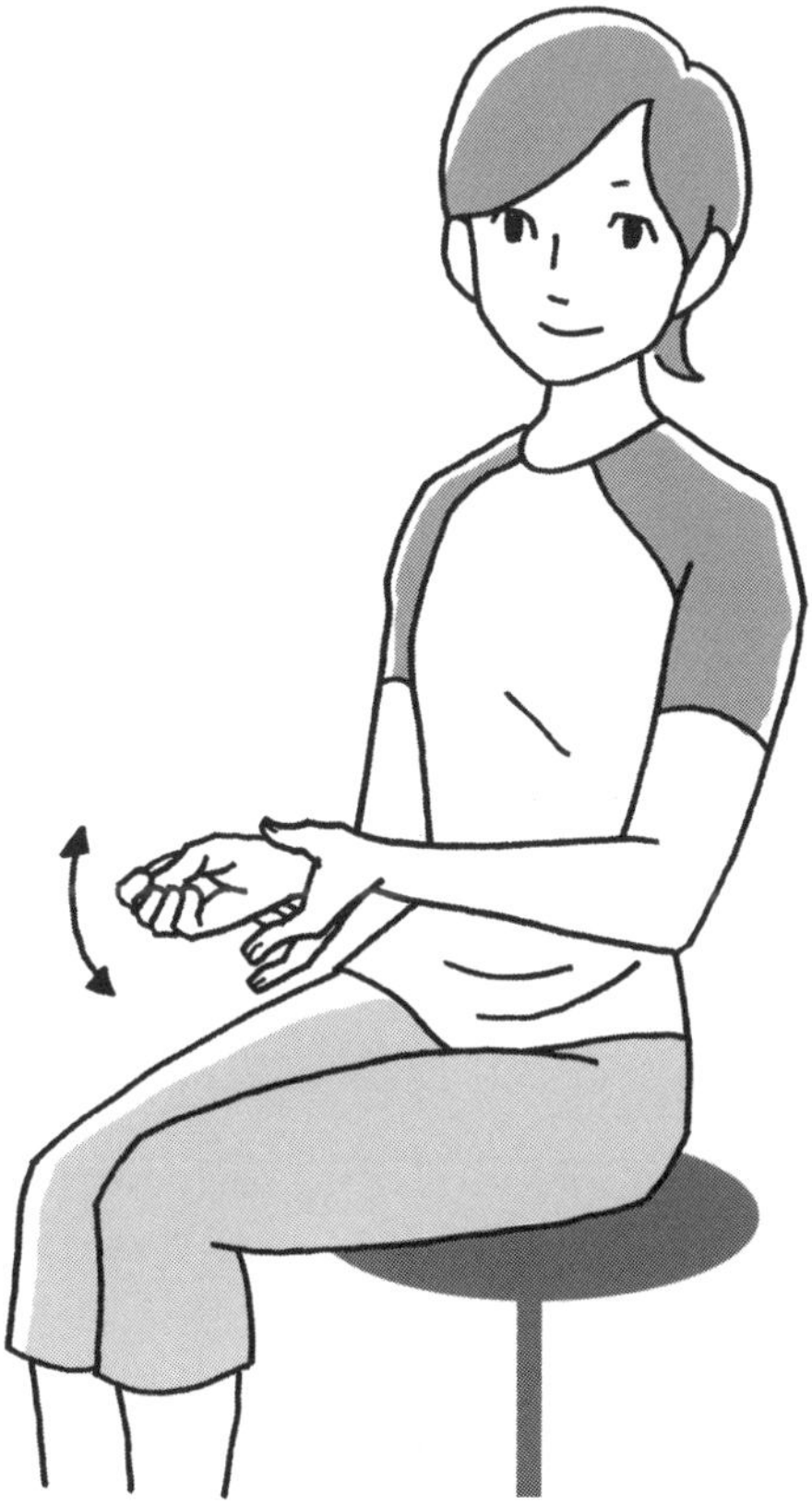

ケア編②――足首回し

一日中立ちっぱなしで疲れたときや、ウォーキング後のケアにおすすめのエクササイズです。こり固まったひざ関節や股関節をリラックスさせてゆるめます。

座ったまま行えるのも利点なのですが、その際は回すほうの足を反対の足のひざの上に置くと、足首から股関節が連動しなくなってメリットがゼロになってしまうので、絶対にひざの上にはのせないでください。

足を浮かせて、足首を両手で回す

椅子に座り、左足を浮かせます。左手は足首、右手はつま先を持ってください。このとき、左手の薬指と小指で左足の外くるぶしを挟みます。両方向に10回ずつ回したら、反対の足も同様に回しましょう。

足首回し

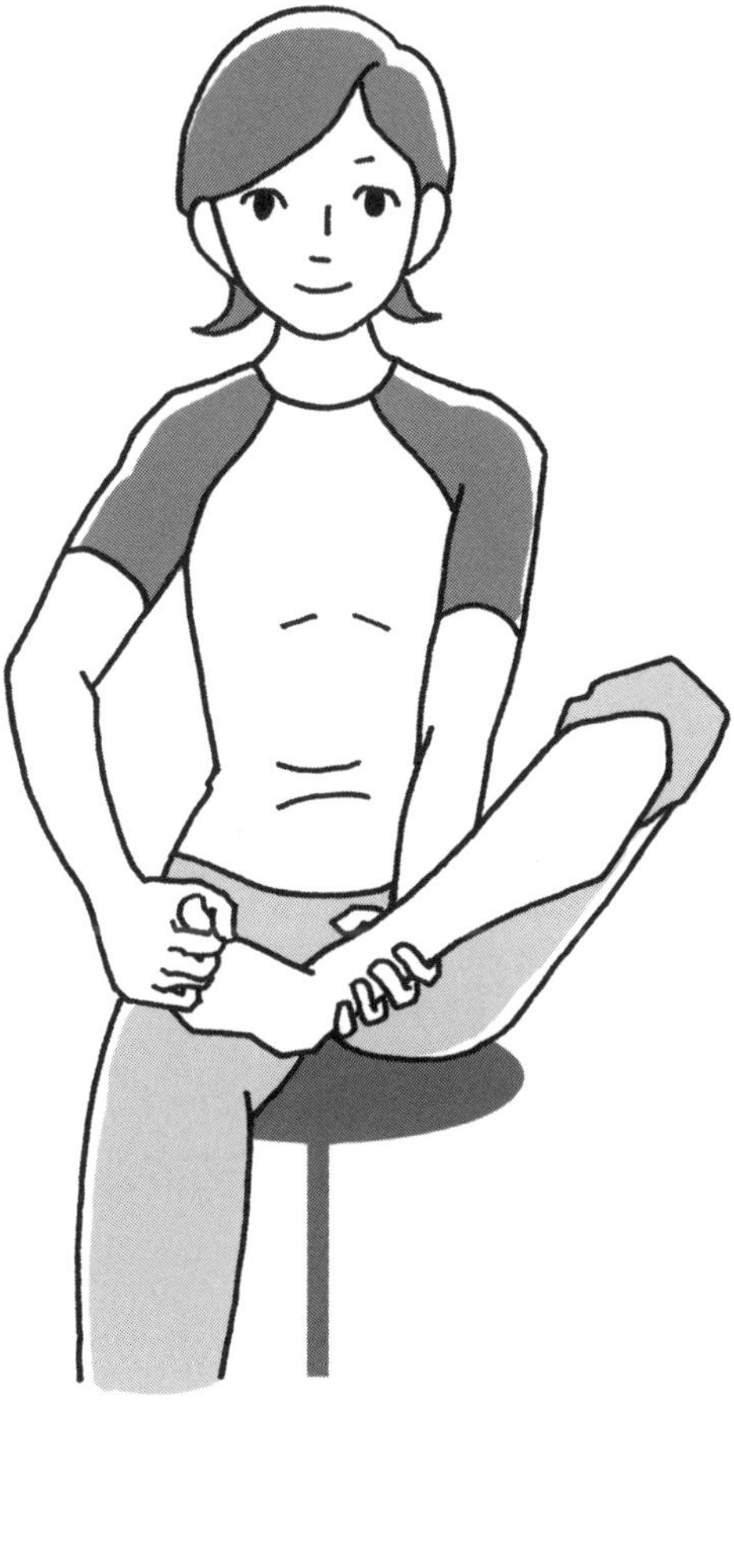

ケア編③——腕伸ばし

前腕から肩甲骨周辺の筋肉をほぐすエクササイズ。上肢を中心に血流がよくなるため、手先が冷え性の人にもおすすめです。ポイントはしっかりひじを伸ばすこと。緊張を緩和し、ストレスでこわばった体をほぐしてくれます。

とくに寒い日の外出から戻ってきたときに行うといいでしょう。手先の冷え性でお悩みの方は、毎日欠かさずに取り入れてみてはいかがですか。

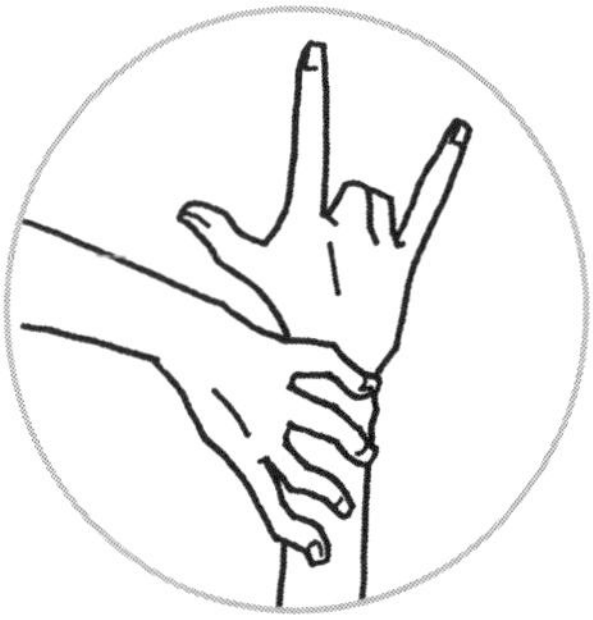

腕伸ばし

1

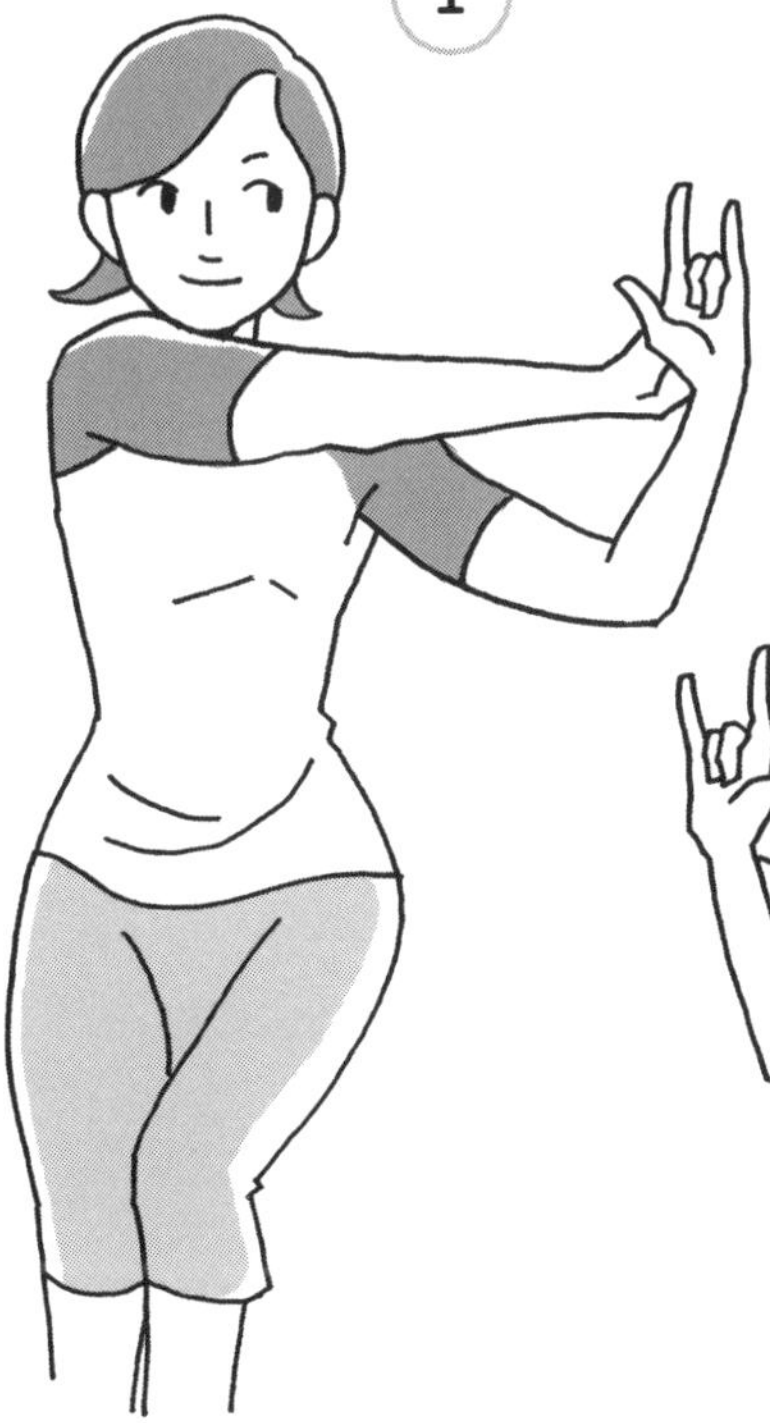

2

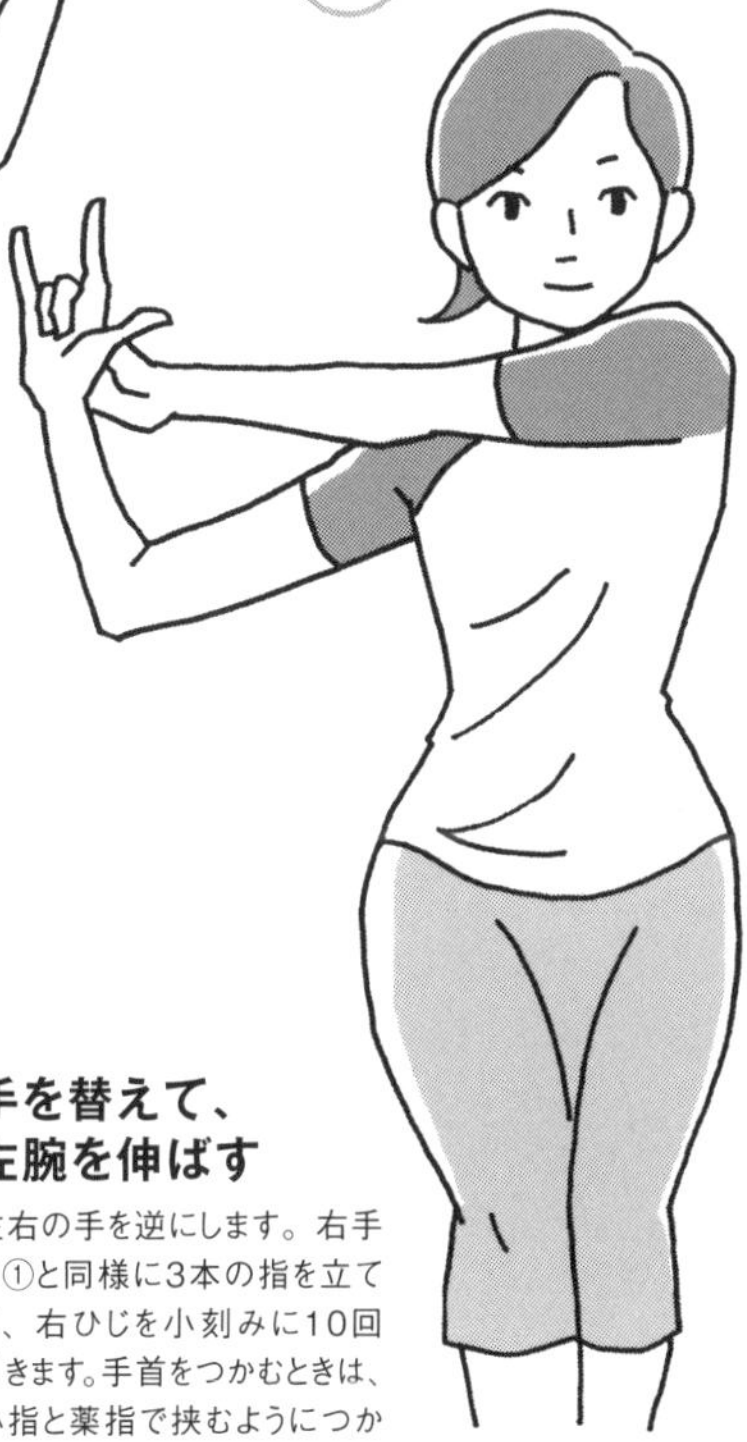

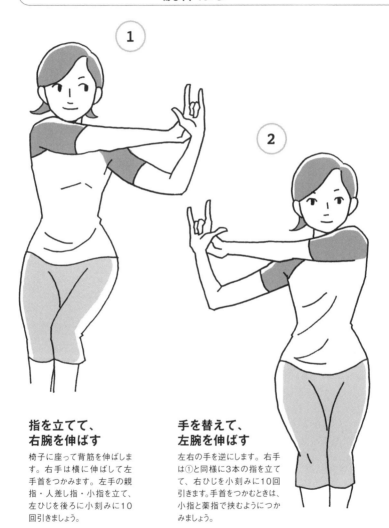

指を立てて、
右腕を伸ばす

椅子に座って背筋を伸ばします。右手は横に伸ばして左手首をつかみます。左手の親指・人差し指・小指を立て、左ひじを後ろに小刻みに10回引きましょう。

手を替えて、
左腕を伸ばす

左右の手を逆にします。右手は①と同様に3本の指を立てて、右ひじを小刻みに10回引きます。手首をつかむときは、小指と薬指で挟むようにつかみましょう。

ケア編④——両ひざ倒し

呼吸に合わせ、ひざと手をゆっくり動かすこのエクササイズは、寝る前に行うと副交感神経が上昇して安眠が得られます。布団やベッドの上で行うといいでしょう。股関節とインナーユニットをリラックスさせるメリットもあります。背中の力を抜いてリラックスしましょう。力が入ってしまった場合は床から背中が浮いてしまいます。これでは筋肉が緊張してしまうのでメリットが得られません。自然な状態で体を横たえてください。

仰向けになり、ひざを90度に曲げる

仰向けに寝て、両腕を真横に広げます。手のひらは上に向けましょう。お腹の力を抜いた状態で、ひざを90度に曲げます。

息を吐きながら、両ひざを右に倒す

息を吐きながら、両方のひざをゆっくり右に倒します。ひざを倒しながら、上を向いている手のひらを下に返しましょう。

両ひざをゆっくり左に倒す

息を吸いながらひざを起こし、息を吐きながらひざを左に倒しましょう。手のひらはひざを倒しながら上に向けましょう。以上を2回繰り返してください。

両ひざ倒し

1

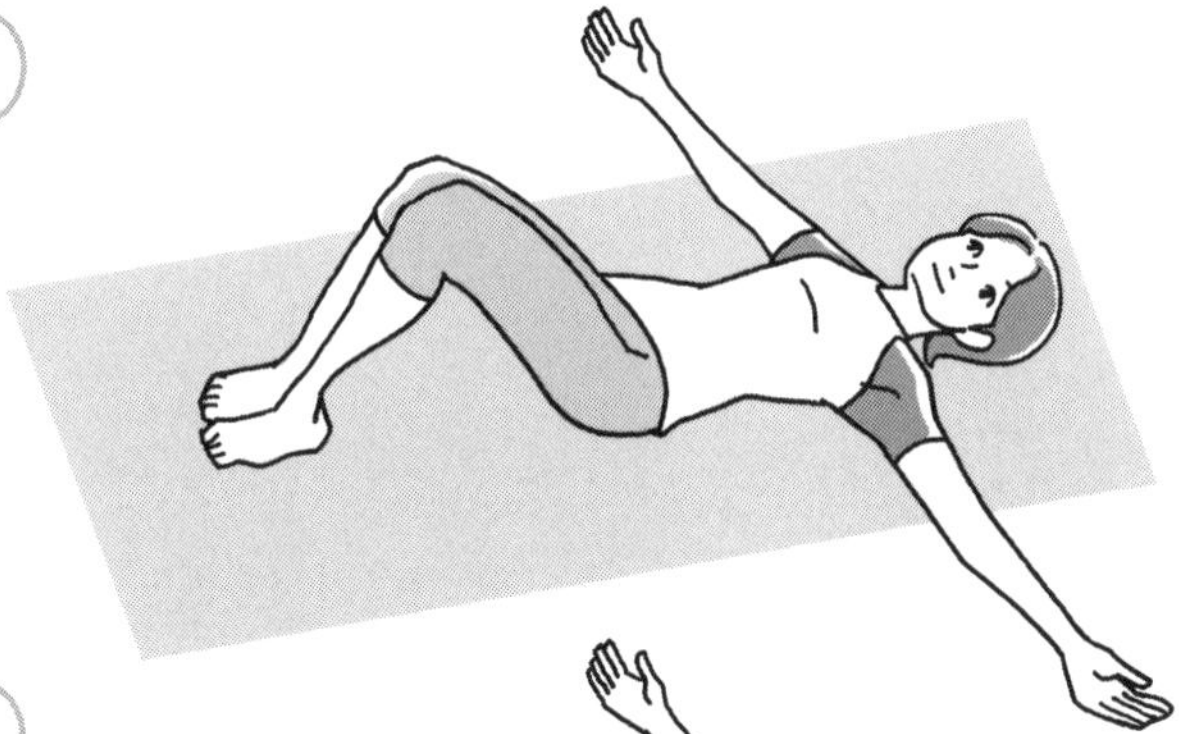

2

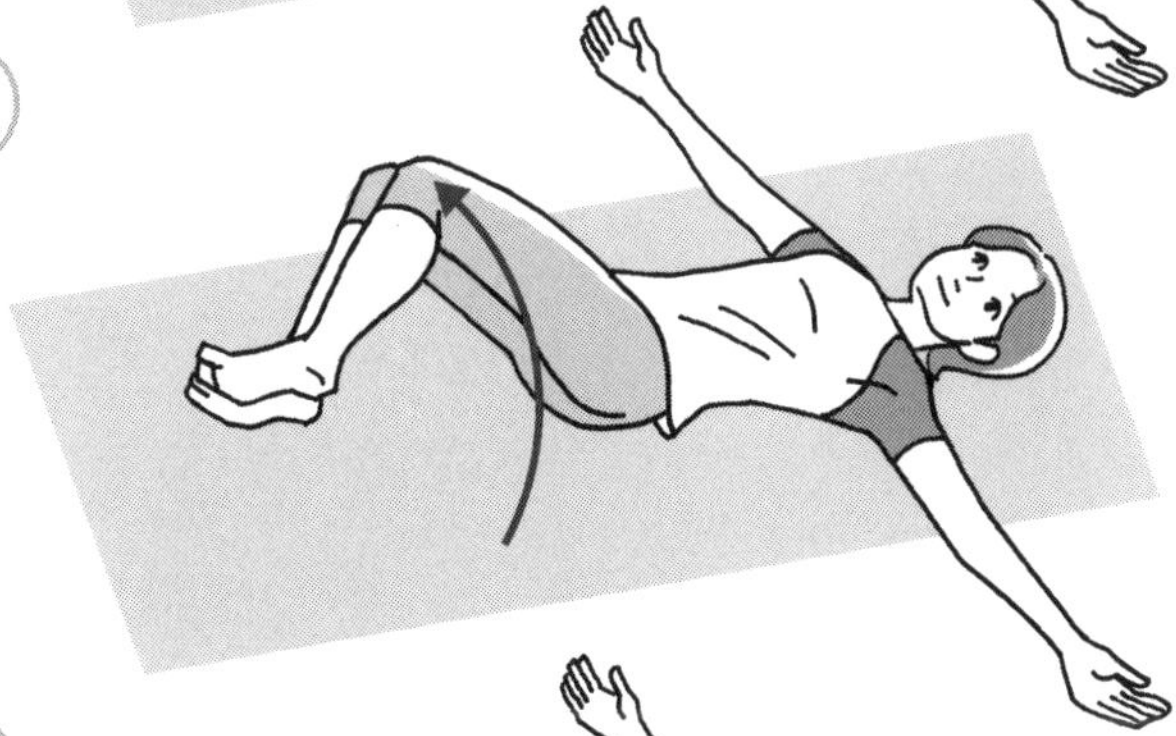

3

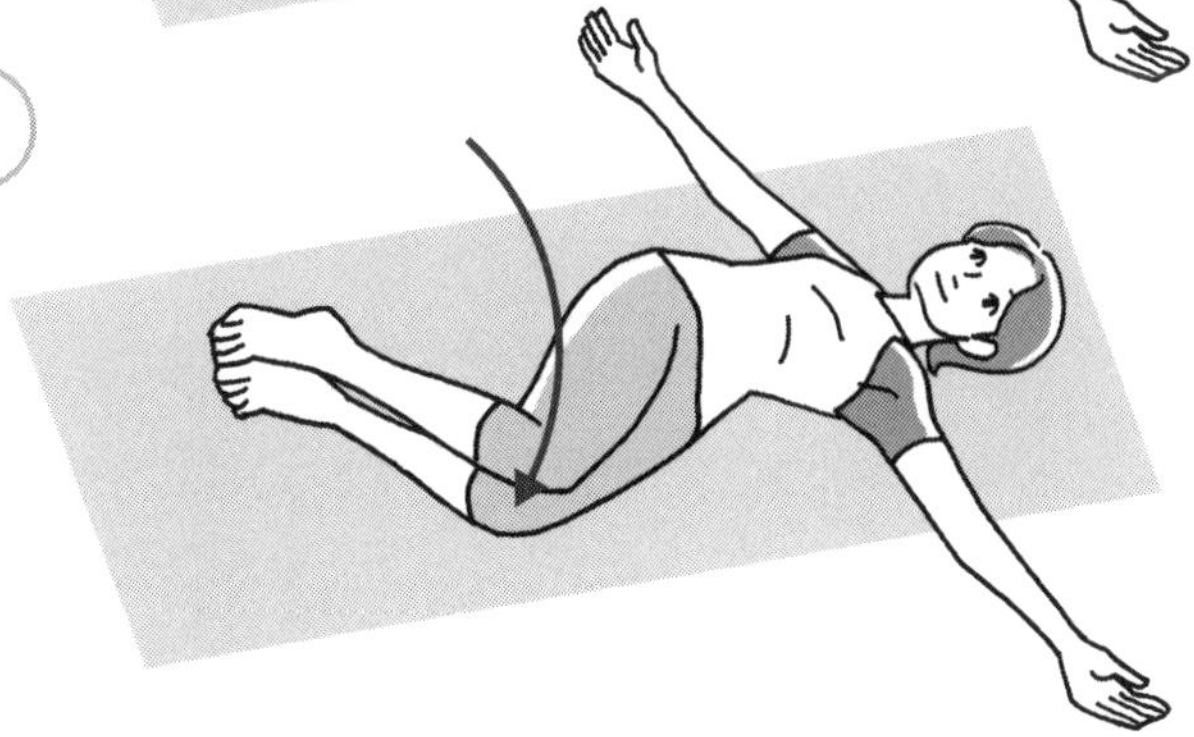

ケア編⑤――骨盤揺らし

完全に力を抜いた状態で骨盤を左右にユラユラ揺らすことで骨盤や背骨、股関節を調整します。無理に揺らさず、気持ちよさを感じる程度の振りでかまいません。力を抜いて振動させるだけで筋肉や関節のケアができるお手軽なエクササイズです。

手やお腹に力を入れると骨盤を無理に動かすことになります。体が床に沈み込むイメージを意識してリラックスしましょう。

仰向けになって、お腹の力を抜く

腰を床につけて、仰向けに寝てください。腕は軽く開いた状態で、腹筋もリラックスさせましょう。

リラックスして、骨盤だけを揺らす

体全体の力を完全に抜いた状態で、骨盤を左右に揺らします。力むと気持ちよく感じられないので、骨盤の動きの反動のみで揺らしてください。

骨盤揺らし

1

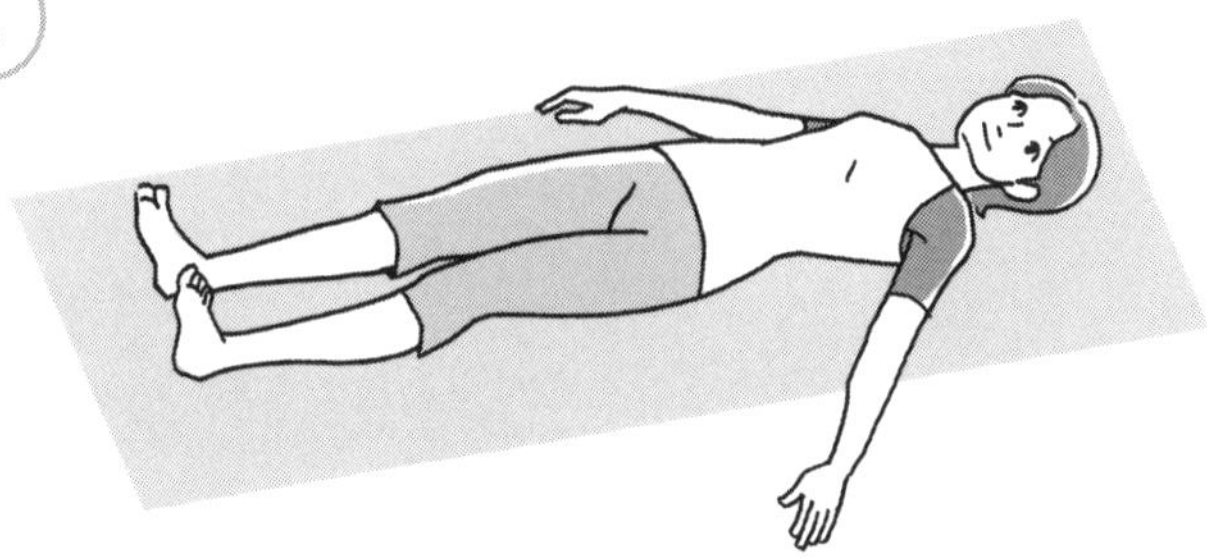

2

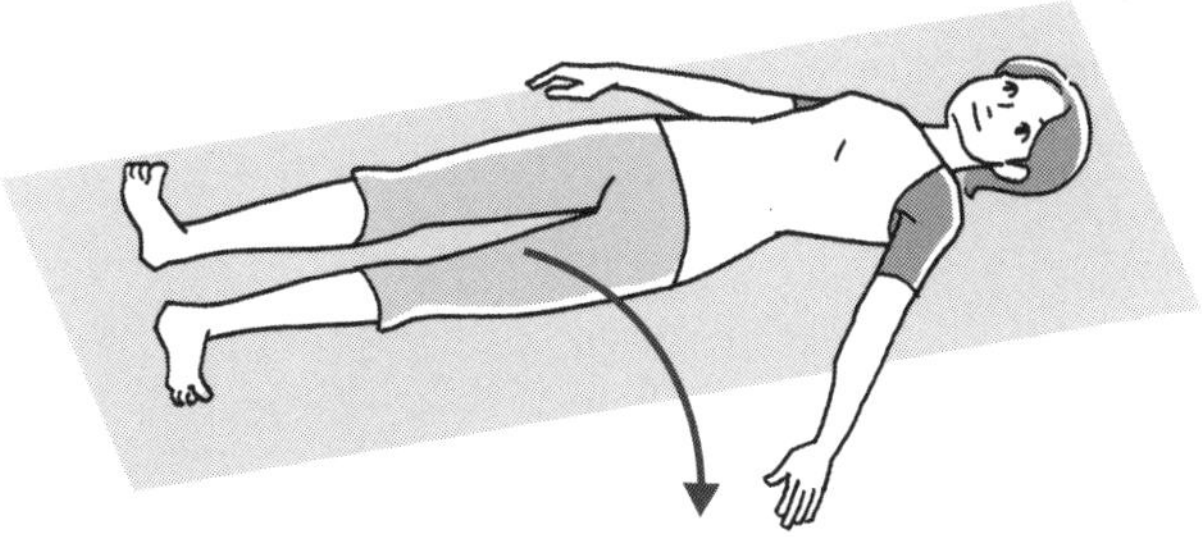

3

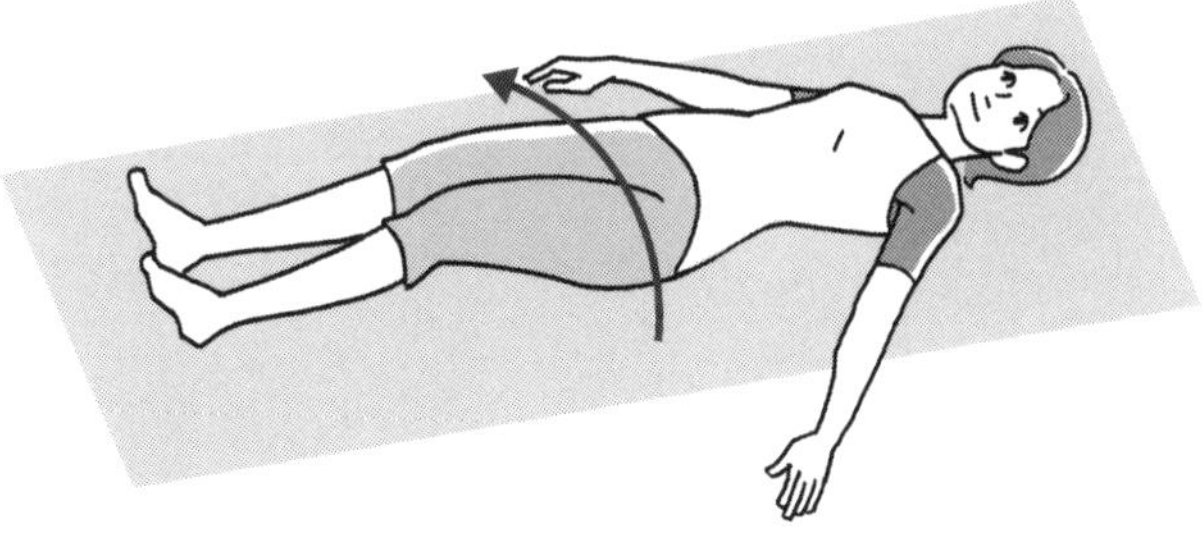

ケア編⑥——背骨＆肩甲骨ほぐし

仰向けになり、天に向かって伸ばした腕を一気に脱力させて胸の上に落とします。腕を落とすときにひじがぶつかっても痛くないように、ベッドの上で行うといいでしょう。ただ腕を伸ばすだけではなく、肩甲骨から伸ばすつもりで行うと、左右の肩甲骨がしっかり開きます。ここでは呼吸も大切です。腕を伸ばすときは息を吸って、落とすときは吐きます。このリズムを大事にしましょう。

仰向けになり、両腕を上に伸ばす

仰向けになり、息を吸いながら両腕を上に伸ばします。腕は完全に伸び切るまで伸ばしましょう。肩甲骨が開いているのを意識してください。

息を吐きながら、腕を一気に下ろす

息を吐きながら、手のひらを胸の上に落とす感覚で腕を一気に下ろしましょう。このとき、ひじが床に強くぶつからないよう注意しましょう。

背骨&肩甲骨ほぐし

1

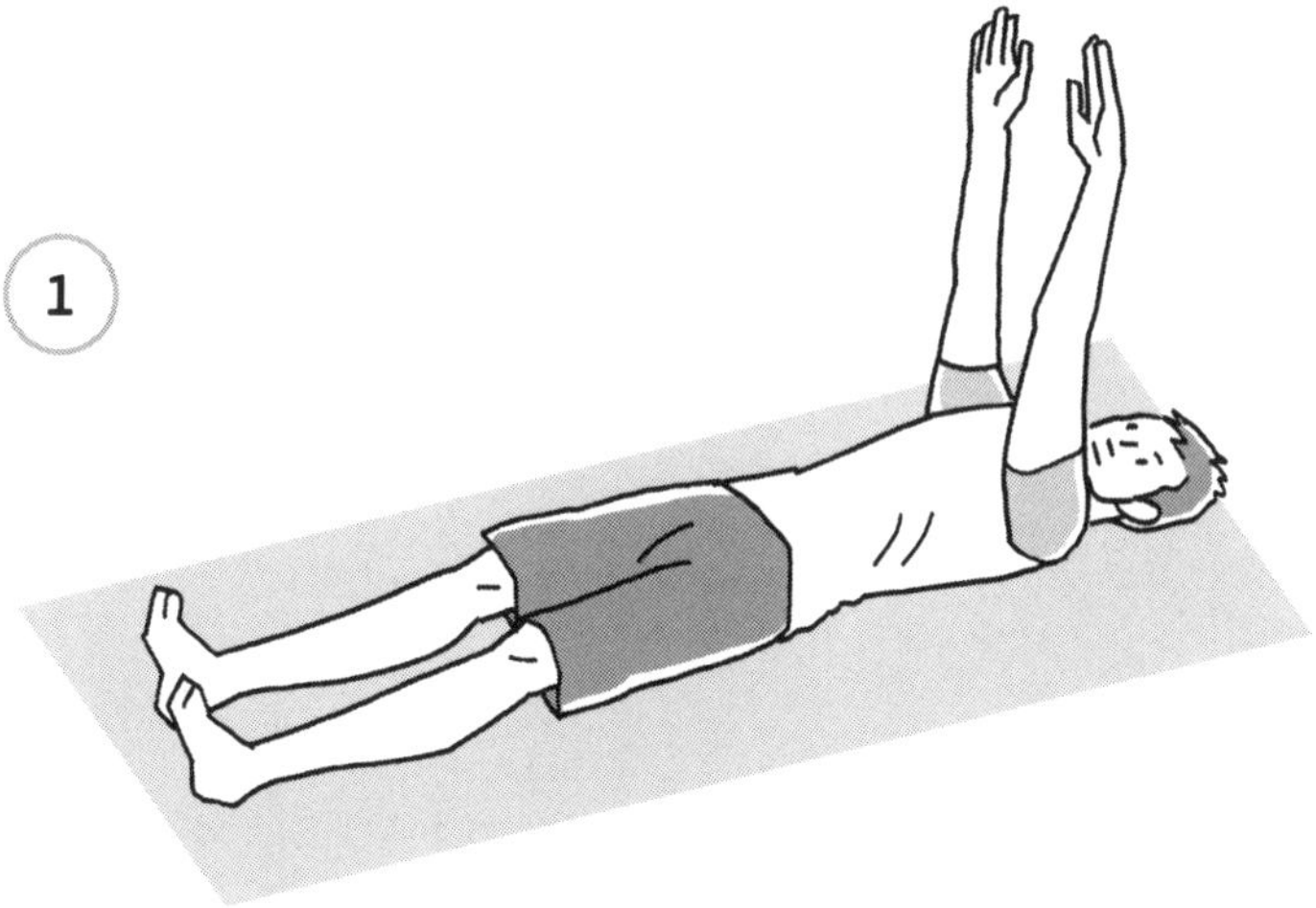

2

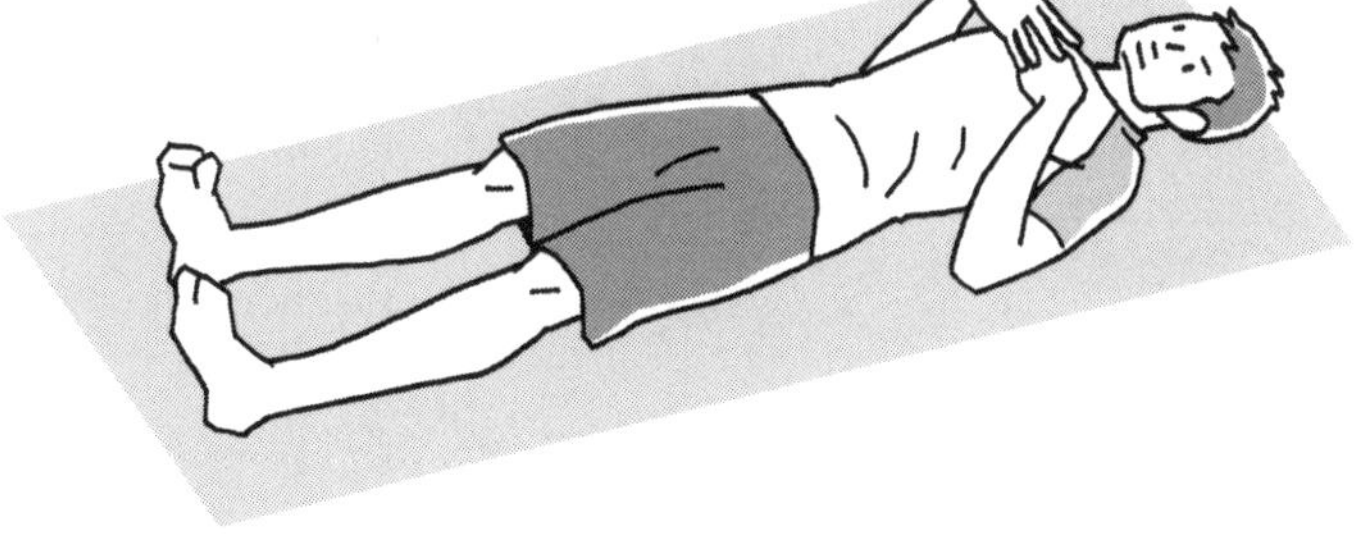

ケア編⑦——全身ストレッチ&脱力

緊張と脱力を繰り返すことでセルフマッサージにもなります。体を伸ばすときは息を吸いながら、体が一本の棒になったイメージで手の指先から足のつま先までピンと伸ばしましょう。体が伸び切ったところで息をフッと吐きながら全身の力を抜きましょう。手首をクロスさせた上で手のひらを合わせ、足の親指同士も重ねることができるとさらに効果的になりますが、難しい方は手首を交差させるだけでもかまいません。

手首をクロスして、全身を伸ばす

仰向けに寝て、両腕を思い切り伸ばします。そのとき、手首はしっかりクロス。同様に足の親指同士も重ねて、息を吸いながら全身を伸ばしましょう。

息を吐きながら全身の力を抜く

息を吐きながら一気に全身の力を抜きましょう。全身を伸ばす=緊張、力を抜く=脱力を5回繰り返します。

全身ストレッチ＆脱力

1

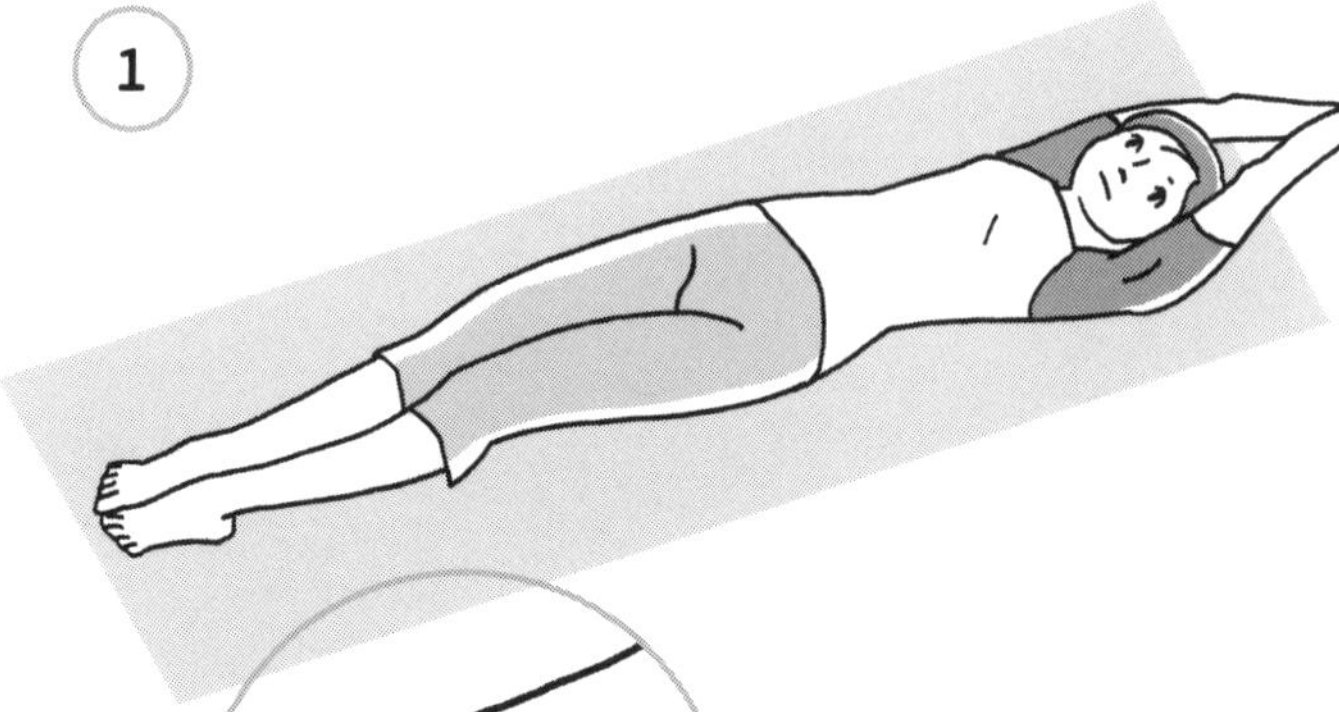

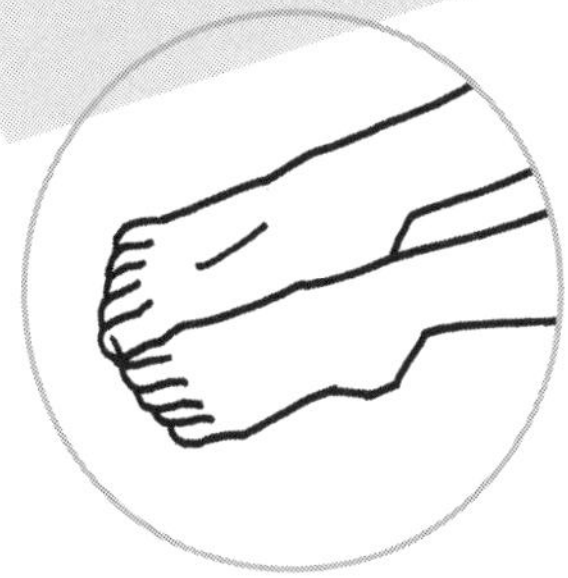

2

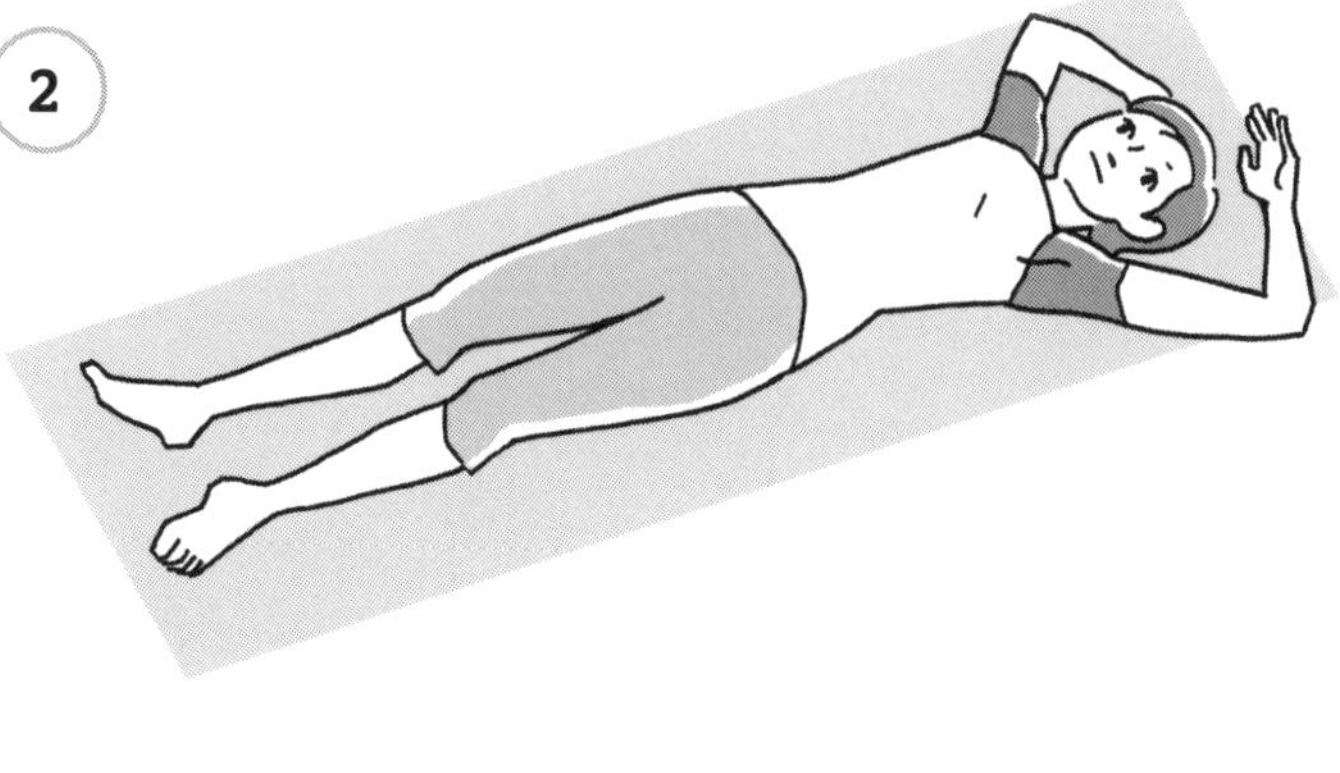

第5章

セル・エクササイズの効果がもっとアップする「小さな習慣」

「朝のだるさ」は太陽の光と朝食でリセット

●おすすめエクササイズ P.56

みなさんは朝起きたら、まず何をやりますか？　トイレに行く、顔を洗うなど、朝の習慣は人それぞれのようです。そうしたいつもの習慣の前に、ある習慣を必ず加えてみませんか？

その習慣とは、**「朝起きたらカーテンを開け、太陽の光を浴びること」**。

人間には「体内時計」と呼ばれるものがあることは、みなさんもご存じだと思います。いままでは脳がホルモンの分泌や新陳代謝を司っていると考えられていました。しかし、体内時計を管理しているのは、じつは「時計遺伝子」であることが最近の研究で明らかになってきたのです。

この「時計遺伝子」のおかげで新陳代謝やホルモンの分泌などがおよそ24時間周期でスムーズに行われていたのです。自律神経を動かすためには、細胞の一つひとつに組み込まれたこの「時計遺伝子」を動かすことが非常に重要なのです。

そのカギを握るのが「太陽の光を浴びる」こと。そうすることで「**時計遺伝子**」を刺激**し、自律神経のリセットを促すのです。**曇りの日や雨の日でもリセットする自然光は十分に得られます。夜中に仕事をしている方は、夕方でもかまいません。一度は必ず太陽の光を浴びてください。人工の光では自律神経をリセットすることはできません。そのことをお忘れなく。

そして、「時計遺伝子」を働かせるためのもうひとつのカギが「**朝食**」です。しっかり朝食をとることで細胞の「時計遺伝子」のズレが正しく修正されます。しかも、眠っていた腸に刺激が加わり、副交感神経もアップし、全身に血流が流れ始めます。**目覚めで優位に立った交感神経は血管を収縮させる作用があるので、朝食を食べることでバランスをとることが大切なのです。**

ただし、食事の量は多すぎても少なすぎてもよくありません。少量の食事では細胞の「時計遺伝子」が活性化されません。反対に、食べすぎると消化に多くの血液を使われて脳への血流が減少するために頭が冴えません。また、カレーなどの刺激の強いものや脂っこいものも避けてください。胃腸が完全に目覚めていないうちに消化の悪いものをとることは、胃腸を朝から酷使するためトラブルの元になります。

夜中にピークになった副交感神経は、朝に向けて下がり始め、代わりに交感神経が上昇します。しかし、不規則な食事や夜ふかしで生活のサイクルがずれると、切り替えがうまくいきません。その結果、新陳代謝が滞り、肌荒れをはじめ、さまざまな疾患を引き起こします。

時計遺伝子を整えるための「太陽の光」と「朝食」。はつらつとした毎日を過ごすためにも、ぜひこの2つを心がけましょう。

「1〜1・5リットルの水」を「こまめに」「ゆっくり」飲む

●おすすめエクササイズ P.62

人間の体の60％は水でできています。そのなかの75％は細胞のなかに、残りの25％は血液とリンパ液に分配されています。そして、人間は生きているだけで一日2リットルの水分を尿や汗とともに体外に排出しています。水分補給は私たちにとってなくてはならない命の営みです。だからこそ、**水の飲み方はとても大事。上手に水分を補給すれば、それだけで健康な体が維持できるのです。**

では、ベストな水の飲み方とは、いったいどんな飲み方なのでしょうか。

私がおすすめしているのは、

「一日1〜1・5リットルの水を、こまめに&意識して飲む」こと。

〝こまめ〟に飲むことで、その都度、胃腸が刺激され、自律神経が整います。みなさんは緊張したとき、パニックになったときなど、水を口にひと口含んだら不思議と落ち着いた、という経験はありませんか。この感覚には、そのような理由が隠されていたのです。

そして、〝意識して飲む〟。この飲み方は、次のようにイメージしてください。

「飲んだ水が全身に行きわたり、胃腸が活発になり、細胞一つひとつにサラサラな血液が届いていく」

この状態を頭に思い浮かべながら飲んでください。おもしろいことに、数値の面から見ても、この状態をイメージして飲むと自律神経のバランスが格段によくなるのです。これは自律神経が人間の心に大きく左右されることを物語っています。だからこそ、「イメージしながら水を飲む」、それだけの行為で自分の健康をコントロールすることができるのです。もちろん、そこに「ゆっくり飲む」動作を加えれば、さらにいうことはありません。

水が不足しては、体にいいことはひとつもありません。血液がドロドロになり、栄養が行きわたらないため、自律神経が乱れてさまざまな疾患を呼び起こしてしまいます。もちろん血管自体も老化が早まります。よく「ダイエットで水も飲まない」という方がいますが、まったく逆効果です。前にも述べましたが、美容の大敵であるむくみも、水の飲みすぎではなく、じつは水分不足が原因です。脱水症状が続くと、細胞は余分な水分を排出せずにため込み、それがむくみとなるのです。

朝起きがけのコップ一杯の水。そして出かけるときにはバッグにミネラルウォーター。イライラしたら、ゆっくりイメージしながら水を飲む。水の飲み方ひとつで健康状態は格段に好転するものです。

食事は「よく噛んで」、「ゆっくり」と

●おすすめエクササイズ P.100 P.106

みなさんは食事のときに、ゆっくり噛んで食べていますか？

それとも、少し噛んだだけで飲み込んでしまいますか？

じつは、**よく噛んで食べるかどうか。この食べ方の違いによって自律神経のバランスも**

大きく変わってきます。

学校の給食でも、先生から「ゆっくり、よく噛んで食べましょう」といわれたことがある方も多いでしょう。その先生のおっしゃるとおり、まさしくこの「ゆっくり咀嚼《そしゃく》する」行為が脳を活性化し、副交感神経をとても高めてくれるのです。

また、**よく噛むことにより、顔の筋肉が柔らかくゆるみ、表情が豊かになります。そうすると、気持ちも明るく安らぎ、暴飲暴食を防ぐこともできるはずです。**難しいようですが、要はゆっくり味わって食事を楽しむ。それだけのことで自律神経のバランスが整うわけですから、ぜひ実行してみてはいかがですか。

さて、「上手な咀嚼法」を理解したところで、次に重要なのが「どんなものを食べたらいいのか」です。朝・昼・晩と、人間は一日に3回の食事をとるわけですが、そのなかでも最も重要なのが朝食です。**朝食によってその日一日の腸内と自律神経のバランスが決定するだけでなく、女性なら肌のツヤにも大きくかかわってきます。**

ではいったい、どんな朝食がいいのでしょう。

まずはコップ一杯の水を飲んで、腸をやさしく起こしてあげましょう。それからバナナなどのフルーツを食べます。メニューにはなるべくヨーグルトを追加しましょう。乳酸菌が豊富なヨーグルトを一緒に食べることで腸内環境が整います。

野菜ジュースなら糖質がなるべく少ないものをとってください。青汁や緑黄色野菜のジュース、スムージーなどがおすすめです。細胞が活性化され、便秘も解消されます。肌に張りと潤い、そして髪もツヤがある、そんな健康的な生活を送るためには、朝食がどれだけ大切か、みなさんにもおわかりいただけたはずです。

ほかにも自律神経と脳の活性化を促すために、いい方法があります。私がよくおすすめするのが「ガムを噛む」ことです。なあんだ、と思われるかもしれませんが、**ガムを噛めば、自然に「咀嚼のリズム」が生まれ、自律神経にもいい影響を与えます。**

たとえていうなら、ウォーキングで規則正しく歩いたときと同様のメリットが得られます。手軽に自律神経を整えられるので、ぜひ行ってみてください。

一日のリズムは「ゆっくり歯磨き」で整えよう

●おすすめエクササイズ

P.98

朝は寝ている間に優位だった副交感神経が交感神経に切り替わる大事なとき。

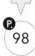

この切り替えがゆっくりであればあるほど自律神経は整い、充実した一日を過ごすことができます。では、どうやったら上手に切り替えることができるのでしょうか。

その答えはただひとつ。とにかく「**ゆっくり行動する**」に限ります。

とはいえ、「朝の1分は、昼間の30分に相当する」といわれています。会社や学校に出かける準備などで忙しさに振り回されていると、一気に交感神経が跳ね上がり、副交感神経はダウンしてしまうばかり。これではせっかく睡眠をとっている間に副交感神経の質を上げても台無しです。しかも、急激に下がった副交感神経は、その日のうちに回復させようとしても難しいもの。いったん交感神経が急上昇すると、興奮や緊張状態が長く続き、血流にも悪影響をおよぼします。

そうならないためには、起きてから顔を洗い、朝食をとり、着替えるときも、とにかく「ゆっくり」を意識してください。そうすれば、交感神経への移行がスムーズに行われます。30分かけてゆっくり新聞を読むなどの時間を持てれば、さらにベストです。

そのリズムをつくるためにも、私は「**ゆっくり歯磨き**」をすすめています。

では、「ゆっくり歯磨き」には、どんなメリットがあるのでしょうか？

この習慣を身につけることで、まず「余裕ある行動」を体内にインストールすることができます。この「余裕ある行動のインストール」こそが、「ゆっくり歯磨き」の重要なポイント。インストールが成功すれば「気持ちが焦っているな。落ち着こう」とか、「そういえば、ゆっくり深呼吸してなかったな」など体内に必要な情報を認識するゆとりができます。

また、意外なことに、この「ゆっくり歯磨き」は寝坊した朝ほど効力を発揮します。寝過ごした朝はパニックになり、目先のことが見えない状態に陥ります。そんなときこそ、たった30秒でかまいません、いつもより長く歯を磨いてください。

そうすることで、「寝坊して、いつもより焦っている。忘れ物に気をつけよう」など冷静さを取り戻すことができます。実際にこの方法を試したみなさんからは、「メリットがあった」「パニックから抜け出して、いつもの自分を取り戻せた」などたくさんの声をいただいています。**自律神経を乱したまま家を飛び出すのではなく、ベストな状態で一日のスタートを切る。**朝の始まりは、とにかく「ゆっくり」を心がけましょう。

「紙の手帳」で「心の余裕」をつくろう

●おすすめエクササイズ P.122

いまやパソコンやスマートフォンを手帳代わりにしてスケジュールを管理している方も少なくないでしょう。しかし、**私は自律神経の観点から見て、紙の手帳をおすすめしています。**そのほうがパソコンに比べて一覧性にすぐれているからです。紙の手帳だと何度もキーを押すパソコンと違い、目的の項目をパッと開くことができます。1週間先、1カ月先の予定もすぐに見られる。これは「心の余裕」につながり、自律神経を高めてくれるのです。ですから、忙しい方ほど紙の手帳のほうがいいといえるでしょう。

では、どんな手帳を選べばいいのか。毎年11月ごろになると書店や文具店の店頭にさまざまな種類の手帳が並びます。私はそのなかから毎年手帳を3、4冊購入します。そして、数冊の手帳を実際に年末まで使ってみて、どれがいちばん使いやすいかを決めるのです。「なんと手間のかかることを」と思われるかもしれませんが、一年を通じて使う手帳はあなたにとって秘書のようなもの。手帳も年々進化しているので、妥協せずに数種類を使い比べることで、いちばんいい手帳＝秘書を選んでください。

最高の手帳に出会ったら、次は使い方です。私の場合は手帳をスケジュール管理より体調管理に重点を置いて使っています。手術など自律神経を最高のバランスにして臨まなければならない場合、手術の当日に向けて、どうやって予定を組み立てるかがポイントになります。**最高のパフォーマンスを発揮するために、この時間は何をして自律神経を整えるか、風邪気味だから体調を整えるためにこの時間をどうやって過ごすか、などと、こと細かく書き込んでいきます。**みなさんも大事な仕事や試験に向けて、ぜひ試してみてください。

また、重要な案件には番号を振ることも大切です。その日、その週は何をすべきか番号を振ることで、記憶のなかにしっかり残るのです。

私はこの方法をイギリスに留学しているときに学びました。「セブンライン」といって、カルテにその患者について必ず7つの項目を書くのです。そうすると、不思議と文字だけ羅列するより印象に残るのです。

そして、**予定を書き込むときは「丁寧に、きれいな文字で書く」ことをすすめます。これが意外に自律神経のバランスを整えてくれるものです。**開いたときに書いた本人も読めないような乱れた文字では心も安定しません。手帳を開いたときにきれいな字が目に入ると、仕事の効率も意外に上がるものです。

仕事中に眠くならない食事法

●おすすめエクササイズ P.72

「ランチのあとは、どうしてこんなに眠くなるのだろう」

そんな悩みを持っている方はとても多いはずです。とくにデスクワークでは昼食後の1〜2時間は魔の時間。ちょっと睡眠不足だったりすると睡魔との不毛な闘いに労力を費やすこともしばしば。これでは仕事の効率が悪くなる一方です。

一般的に食事後に眠くなるのは、「血液が消化器官に集中し、脳の血流が減少するから」といわれています。もちろん、それも大きな要因のひとつですが、じつは別にもうひとつ大きな理由があるのをご存じですか。もうひとつの大きな要因は、**食事をすることによって「交感・副交感神経が急激に上昇・下降」してしまう**ことにあるのです。

食事の最中は咀嚼によって交感神経がグンと上がります。だから、食事中に眠くなることはまずありません。眠気を感じるのは食後に胃腸が消化を始めたころです。今度は副交感神経が急激に上昇を始めます。この自律神経の大幅な上下があの睡魔の犯人なのです。

そこで、私はこのしくみに注目して、食後でも眠くならない方法を見いだすことができました。その方法とは、この2つ。

「食前に水をゆっくり飲むこと」

「腹八分目を心がけ、時間をかけて食事する」

まず食前にゆっくり水を飲むことで胃結腸反射が誘発され、腸の働きも活発化し、副交感神経が徐々に高まります。食後に眠くなるのは副交感神経の急上昇が原因なわけですから、水でゆっくり刺激を与えることで、その速度を抑えるわけです。水の量は300～500cc程度がいいでしょう。

そして「腹八分目」。その理由は先ほどお話ししたとおりです。お腹いっぱいにしてしまうことで消化吸収に血流が行ってしまうことを防ぐためには、「腹八分目」を心がけてください。

この2つのほかに、「時間をかけて食事する」ことも眠気の防止に役立ちます。**ゆっくり食事をすることで交感神経、副交感神経ともにゆるやかに整えることができるはずです。**

外科医である私に睡魔は大敵です。手術中に眠くなるなんてもってのほか。そこで外科医になる前に必死に研究して編み出したのが、この食事法なのです。学会などでも、会議が長丁場になると、どうしてもあくびのひとつも出てくるもの。しかし、私はいっさい眠くなりません。もちろん、この食事法を実践しているからです。食事で自律神経をコントロールすれば脳の回転もよくなる。これは理想の食事法なのです。

コーヒーを「上手に」飲んで、効率アップ

●おすすめエクササイズ P.74

仕事の合間に一杯。打ち合わせで入った喫茶店でまた一杯。パソコンに向かいながらもう一杯。私たち日本人にとって、コーヒーは最も身近な嗜好品《しこうひん》のひとつです。全日本コーヒー協会によると、日本人は一週間に平均10・77杯のコーヒーを飲むのだとか。

飲む目的もさまざま。コーヒーの香り、そして味わいが好きだという方から、眠気覚ましや仕事で煮つまったときにリラックスするために飲むという方も少なくないでしょう。

しかし、自律神経の見地からすると、「コーヒーにリラックス効果がある」というのは

大きな誤解です。

なぜなら、**コーヒーに含まれるカフェインには交感神経を高める作用がある**からです。交感神経が上昇すると、ご存じのように体は興奮状態になり、意識も覚醒します。なので、コーヒーを飲んで心が落ち着くというのは大きな誤解なのです。

逆に、集中力が欠けたときや、やる気が起きないときにはカフェインによって交感神経が高まります。しかも脳に働きかけて疲労感を軽減させる作用もあるのです。

コーヒーは「リラックス」ではなく、「リフレッシュ」する目的で上手に飲めば、仕事の効率もグンとアップします。

コーヒーにはほかにもすぐれた特性があるのをご存じですか。

カフェインには脂肪分解酵素のひとつのリパーゼを活性化する働きがあります。なので、**ダイエットも期待できます。** たとえば、ウォーキングの30分前に飲むと効率的でしょう。

また、アルコールによって生まれたアルデヒドを分解する働きもあるので、**二日酔いの軽減にも役立ちます。** そう考えると、コーヒーには、ずいぶんすぐれた効能があるものです。

気をつけたいのは、「飲む量と時間帯」です。

一日に5、6杯は飲みすぎです。胃にも悪いので、せいぜい3杯に抑えましょう。また、タバコとの組み合わせも体によくありませんから注意してください。

就寝前に飲むのも避けてください。交感神経が上がって眠れなくなるからです。そうすると疲れが体のなかに残り、ストレスにつながります。**夜は副交感神経を高めるためにお酒を口にしたほうが深い眠りが訪れます。**

朝食のとき、運動前、残業の眠気覚ましなどライフスタイルに合わせてコーヒータイムを有効活用してみると、思わぬメリットが期待できますよ。

うまくいく秘訣は、「適度な緊張感」

●おすすめエクササイズ P.70

会議でプレゼンをするときやスポーツの試合でグラウンドに立つときなど、私たちは多くの場面で緊張します。極度に緊張すると交感神経が急上昇するために、いくら落ち着こうと思っても体がガチガチになり、実力を発揮することができません。

交感神経が優位に立つことで脈拍が速くなり、血圧も上がって頭に血がのぼります。緊張して顔が赤くなるのはそのためです。**大事な場面では緊張しすぎないことが成功する秘**

訣です。しかし、あくまで「緊張しすぎない程度」にとどめておくことが大切。緊張の糸を完全にゆるめてしまうのも、じつは自律神経にはよくないことです。完全に緊張がなくなると、副交感神経が上がり、油断やミスの元になりかねません。

だから、大事な場面では「極度な緊張はせず、適度な緊張を保つ」ことが大切なのです。

では、どうすればいいのでしょうか。私はこんなとき、

「部屋に入ったら、まず時計を探してください」とアドバイスしています。

極度に緊張すると、「失敗してはいけない」、そのこと一点だけに意識が集中してしまいます。そこから視点をはずし、ほかのことに意識を移すことで気持ちがほぐれ、副交感神経がゆるやかに高まるのです。そうすることで自律神経のバランスが整い、いい結果を出すことができます。

それができたら、今度は「手のひらを開く」を実践しましょう。

私たちは知らないうちに、緊張すると手をグッと握りしめています。それが交感神経を上げる原因となっているのです。私の考えでは、親指をなかに入れて手を握ると、親指を圧迫することで血流が低下し、それが交感神経を上げているのではないかと思っています。

この考えはまだ仮説にすぎませんが、手を握ると交感神経が上がるのはデータでも明らか

になっています。

だから、**「緊張したときには手のひらを開く」。これを意識すれば副交感神経も上がり、適度な緊張を保ちつつ、ベストな結果が出せるはずです。**

ちなみに、ゴルフではクラブを握るときには親指の力を抜くのが常識となっています。親指に力を込めると全身の力をうまく使うことができず、ボールが予想外の方向に飛んでしまうからです。

短距離走でもそうです。こぶしを固く握って走るよりも、手のなかに卵を持つくらいの感覚で走るほうがいいとされています。

このような見地からも、手を開いて親指を解放することは、いいパフォーマンスを出し切るひとつのきっかけとなるのです。

「30分の片づけ」が自律神経も整える

●おすすめエクササイズ P.162

身の周りをきれいに整理整頓しながら自律神経を整える。そんな一石二鳥の方法があることをご存じですか。

それが「**30分だけ整理整頓**」です。

ポイントは30分という限られた時間に「1カ所」だけ片づけること。それだけであなたの乱れた自律神経のバランスが整います。

そんなバカな！　と思う前に、ちょっと思い出してみてください。みなさんにも、こまごました場所を整理整頓するだけで気持ちが落ち着いたという経験がありませんか。日ごろ気づかないかもしれませんが、人は片づけをすると自然に深くいい呼吸をするようになるのです。

かといって、時間に追われながらやるのでは意味がありません。出かける寸前に急いで片づける、来客があるので慌てて掃除をするというのでは、同じ30分でも自律神経は乱れるばかりです。

一日のなかで気持ちの切り替えが欲しいとき、仕事で集中力が鈍ってきたとき、仕事を終えてリセットしたいとき、毎日あなたのスケジュールに合わせて時間を決めておくと、仕事の効率も必ずアップするはずです。

整理整頓は少しずつ行うのがコツです。「今日は本棚のいちばん上の整理」「明日は本棚の2段目」「明後日はパソコンの周辺を」と毎日テーマを決めて行ってください。なぜなら、**「30分だけ整理整頓」の目的は自律神経を整えることにあるからです。少しずつ片づけることで頭のなかも整理され、副交感神経も高まっていきます。**

私の場合は、毎日午後3時に「30分だけ整理整頓」をやります。ちょうどその時間帯が少し頭が疲れてきたなと思う時間なので、1カ所だけ片づけて自律神経を整えるのです。「今日はカバンのなかを」「明日はレターケースのなかを」とテーマを決めています。すると疲れた頭がクリアになり、自律神経のバランスが整うのを実感できます。

よくあるのが、片づけているうちにほかのところが気になり、「ここも汚れている」「あそこもきれいにしたい」などいろいろなところに手を出してしまい、自律神経のバランスを崩してしまうことです。**人間の集中力は、もって1時間30分です。それ以上になると、今度は交感神経が高まり、自律神経が乱れるのです。**気になる汚れなどは次の日に回せばいい、そんな気楽な気持ちでいいのです。上昇した副交感神経をキープさせるためには、30分の時間を守りましょう。

美しく歩こう

●おすすめエクササイズ
P.152

「美しい人は、美しく歩く」

そんな言葉を聞いたことがありませんか？　それは見た目だけでなく、体の健康面から見てもいえる言葉です。せっかくおしゃれな服を着ても、背中を丸めてトボトボ歩いていては、きれいな服も台無しに見えます。それだけでなく、うつむいて歩くことによって、気道が狭くなり、呼吸が浅く、血流も滞ってしまいます。呼吸が浅くなると、もちろん自律神経のバランスも崩れます。**歩き方はズバリ、その人の自律神経の状態を表しているのです。**

そこで、体内のトータルバランスがとれる「美しい歩き方」を紹介しましょう。

①背筋を伸ばす。②肩の力を抜く。③頭が天につながっている気持ちで首を伸ばす。④足ではなく、へそから前に出す感覚で、⑤ゆっくり歩く。

こうすると、気道がストレートに開き、体を丸めているときよりもだんぜん深い呼吸ができるようになります。とくに⑤**ゆっくり歩く。**これが重要です。ゆっくりした動作が副交感神経を高め、細胞一つひとつに新鮮な酸素が行きわたります。すると、肌の色ツヤがよくなり、いきいきとした表情になるのです。

気分が沈んだときや悩みがあるときは、どうしても下を向いて歩いてしまいがちですが、そんなときこそ上を向いて歩いてください。気持ちと自律神経は密接につながっているので、バランスがよくなれば、心も上向きになるはずです。

先述しましたが、大物と呼ばれる人を思い浮かべてみてください。ゆっくり、ゆったり歩いているイメージがありませんか？　**ゆとりのある歩き方は、自律神経が整うだけでなく、心に自信がついてくるのです。**そのことで印象的なエピソードがあります。プロゴルファーの石川遼選手がタイガー・ウッズ選手と初めてプレイしたときのコメントです。

「最も影響を受けたのは姿勢の美しさでした。スイングのときも背筋がピンと伸びていて、ぜひ見習いたいと思いました」

石川選手はタイガー・ウッズ選手の歩き方に注目し、それを見習うことで自律神経を高いレベルにまで引き上げ、最高のプレイを成し得たのです。誰もが気にとめないであろう「歩き方」に着目するとは、さすが一流のトップアスリートといえるでしょう。

歩き方ひとつで、今後の人生も大きく変わる。

体の外も中身も美しく、充実した毎日を送りたいなら、ぜひ「美しい歩き方」を心がけましょう。

「ジョギングは体に悪い」？

●おすすめエクササイズ P.98

空前のジョギングブーム。ジョギング熱が高じて、東京マラソンはもちろん、地方のマラソン大会でさえエントリー開始わずか数日で定員オーバーになってしまうほどの人気を誇っています。

そんな大人気のジョギングですが、私はつねづね、

「健康を長く維持したいなら、ジョギングよりもウォーキングがおすすめ」

という持論を持っています。

もちろん持久力や筋力を高めるなら、ジョギングは手軽に行えますし、最適です。

しかし、だからといって、ジョギングのほうがウォーキングより健康促進に効果的かと

いうと、決してそうではありません。じつは、ジョギングよりウォーキングのほうがはるかに体にはいいのです。その理由がなぜか、おわかりになりますか？

人は速く走れば走るほど呼吸が浅くなるのです。実際に100メートル走などの短距離選手は、ほとんど無呼吸に近い状態で100メートルを走っています。日々体を鍛えているアスリートはそれでもいいのですが、私たちがそのような呼吸でいるとどうなるでしょうか。

つい最近のデータでは、無呼吸の状態ほど末梢《まっしょう》血管の血流が低下してしまうことが明らかになりました。ということは、つまり細胞一つひとつに酸素と栄養が行きわたらなくなり、本来の機能を果たさなくなってしまうのです。これでは体にいいわけがありません。

一方、ウォーキングではどうでしょう。**ウォーキングはジョギングと違い、一つひとつの呼吸が深く行えます。「ゆっくり呼吸を意識しながら」行えるのもいいところです。**

「ゆっくり呼吸」とは、吸うよりも、吐く息を長くする「1対2の呼吸法」のこと。

吸う息の倍の時間をかけて、口からゆっくり吐きましょう。そうすれば、首や喉などの頸部にある受容体が自律神経を刺激して副交感神経が高まります。すると、たちまち血管が広がり、血液が末梢血管のすみずみまで流れ込むのです。

さらに効果的にしたいのなら、朝よりも夜、夕食後から寝る1時間前までにウォーキングを行えばさらに効果的です。朝は交感神経が高いので血管が収縮して体が硬くなっており、ケガをしやすい状態です。ところが、**夜は副交感神経が上昇して血管も開いているので血流がよくなり、疲労回復にもなるのです。**時間は30分〜1時間ほどが理想です。一度やってみてください。次の日は驚くほど疲労から解放されていますよ。

体に良い夕食、悪い夕食

●おすすめエクササイズ P.110

食事をすると、じつは最初に交感神経が高まります。その後、腸がしっかり動いて副交感神経が上がる「**腸のゴールデンタイム**」までに約3時間かかります。**この3時間は、寝ずに起きていたほうが体にも自律神経にもベストです。**もし3時間たたずに寝てしまったら腸の機能が低下してしまい、食べたものがうまく消化されず、脂肪として蓄積されてしまうからです。

しかし、残業やつきあいの飲み会などで、どうしても遅い時間に食事をとらなければならない場合もあるでしょう。そんなときは、次のことに注意しましょう。

「できるだけ消化のいいものを、いつもの半分の量だけ食べる」

脂っこいものや刺激物は消化の妨げになるので、この場合は避けて、うどんや脂肪の少ない白身魚などがベストです。また、煮物など火をとおして軟らかくなった野菜などもおすすめです。「夜の焼き肉」や「締めのラーメン」などは、20代ならまだしも30代、40代の副交感神経がガクンと下がる年齢では、あまりにも体に負担がかかりすぎます。

消化不良はダイエットの大敵。次の日の体調にも響くので、遅めの食事は「消化のいいものを5割以下の量で」を心がけましょう。

先ほどダイエットという言葉が出ましたが、ダイエットについて多くの方が誤解していることがあります。「肉はダイエットの大敵」だと思っている方がいますが、これは大きな間違いです。**肉に含まれるタンパク質は細胞レベルで体を活性化させるために必要な大事なエネルギー源になります。**これが減ると冷え性の原因になり、むくみなどの悪循環にもつながります。したがって、**同じ減らすなら肉よりも炭水化物を減らしたほうがいいでしょう。**ただし、ここでいう肉は赤身の部分です。脂肪は含まれません。牛・豚肉ならヒレ肉、鶏肉なら胸肉やササミを食べるようにしましょう。

次に、食べる順番もとても大事です。

「野菜類」→「肉類」→「炭水化物」

この順番を守ると、体内のインスリンの分泌が抑えられ、結果、太りにくくなります。

さらに、炭水化物もできるだけ良質のものを選びましょう。白米よりは玄米、生成された小麦よりライ麦や全粒粉のほうがいいでしょう。

ライ麦パンやカンパーニュなどボソボソしたパンのほうが健康にいいのです。なぜなら、**血糖値の上昇が穏やかだから。**血糖値のアップダウンもダイエットの大敵です。食事を抜くダイエットより食べる順番を守って3食しっかり食べて、美しく健康的にやせましょう。

「正しい入浴」で、ぐっすり眠ろう

●おすすめエクササイズ

P.84

入浴は一日の疲れを洗い流す大切な時間。入り方ひとつで快適な睡眠を得て、次の朝、健康的に目覚めることができます。

体にいい入浴には、いくつかルールがあります。

まず**入浴するタイミング。夕食後から3時間以内がいいでしょう。**入浴時間は15分くらいが理想です。長風呂が好きな方には少しもの足りないかもしれませんが、あまり長くつかると、お風呂に入っている間も汗をかくので脱水症状が進みます。入浴の最初の5分は「首まで全身ゆっくりつかる」。そして残り10分は「みぞおちまでの半身浴」がベストです。

続いて**温度。ここでは39〜40度のややぬるめをキープしましょう。**冬場などの寒い時期は熱いお湯に入りたくなりますが、これは間違っています。体温が上がると血流もよくなるというのは誤解で、血流を支配しているのは体温ではなく自律神経です。熱すぎると交感神経が急激に上がり、血管が収縮してしまいます。そうすると血液もドロドロになるだけでなく、直腸温度が急激に上がるので自律神経が乱れてしまいます。これはかなり危険なことで、冬場に風呂やサウナに入って倒れたというケースは、この血管の急な収縮によるパターンが多いのです。

さて、正しい入浴法で体の汚れを洗い流し、血液が全身に行きわたったところで最後に行ってほしいこと、それは「**コップ一杯の水を飲む**」ことです。これは**失った水分を補うだけでなく、老廃物を外に出す役割も果たしてくれます。**

忙しいときにはシャワーだけですませてしまうこともあるでしょう。できれば湯船につかってほしいのですが、どうしてもシャワーですませたいときのために、自律神経にいいシャワーの浴び方を説明しましょう。

まず、シャワーのいちばんのメリットは、肌に直接刺激を与えるので交感神経が高まることです。寝起きで頭がはっきりしないときにシャワーを浴びるとスッキリ目が覚めるのはそのためです。朝のシャワーには目覚ましが期待できます。

ここでも温度は重要です。**最初にぬるめのお湯で体を慣らしてから、徐々に温度を上げていきます。**最初から高い温度で浴びると、入浴同様に血管が収縮してよくありません。シャワーを浴びたあとは湯冷めに注意してください。体を湯に沈める入浴と違い、シャワーはどうしても体温が下がりやすくなります。終わったらすぐに温かい服を着て自律神経のバランスをキープしましょう。

ストレスは「書いて」発散

●おすすめエクササイズ P.76

インターネットが生活の一部になったいま、ブログで日記をつける方も増えてきています。その内容をみんなに公開するかどうかは別にして、**日記を書くという行為は自律神経の面から見てとてもいいことです。**

その理由は、日記を書くことが「心のデトックス（解毒）」になるからです。

人間は感情の動物だといわれています。一日の終わりに今日あったイヤなことや腹が立ったことを文字に書き出すと、不思議と心が落ち着き、「なんだ、大した問題でもないな」「そんなに怒ることでもないかも」と思えてくるから不思議です。

これは**文章にすることによって、自分に起きた出来事を客観的に見ることができるようになる**からです。

私も毎日、日記をつけています。アイルランドで医師をしているときに、同僚の医師から日記を書くことをすすめられたのがきっかけです。彼はこういいました。

「まず、その日に失敗したことを書く。その次に、感動したことを書く」

医師の仕事は緊張の連続です。そうやって日記を書くことで翌日のモチベーションにもつながるというのです。

そこで私も実践してみたら、彼のいうとおりの成果が得られて驚きました。日記を書くことで明日やることが明確になり、「よし、明日もがんばるぞ」という気持ちが湧いてきたのです。

これを元に、自律神経の研究をしながら、私はさらにいい日記の書き方を編み出しました。その方法とは、

①その日いちばんの失敗談を書く
②その日いちばん感動した出来事を書く
③明日の目標を書く

この3つだけでかまいません。行数にすると3行ぐらいにすぎません。それでも書き終えると心が落ち着き、ぐっすり眠ることができるのです。いったいどんなメリットがあるのでしょうか。まず、自分が失敗したことを書くことで、ネガティブな感情が消えてくれるので、自分の弱さを真正面から受け止められるようになります。次に、感動したことを書くことで、自律神経のいい状態を自分のなかにとどめます。最後に目標を立てることで、明日への活力が湧き、安心して眠りにつくことができるのです。枕元に日記帳とペンを置いて習慣にするといいでしょう。

どうしても忙しくて帰るのが遅くなる、疲れてそれどころではないという方は、3日おきでも、週に一度でもかまいません。ぜひ一度、この順番を守って日記を綴ってみてください。**たった3行の日記。それだけで頭が整理され、自律神経のバランスが整います。**

「睡眠のお悩み」を解消する3つの方法

●おすすめエクササイズ P.78

「睡眠」は人間が生きていくうえで欠かせないもの。**質のいい眠りで自律神経を最高の状態に高めれば、体だけでなく、心も充実した素晴らしい人生が送れます。**

しかし、日々のストレスや不安、不規則な生活で多くの方がさまざまな睡眠障害を抱えています。そこで、「睡眠不足がもたらす弊害」と「自律神経を高める質のいい眠りへの導入法」についてお話ししましょう。

自律神経は通常、夕方から夜にかけて副交感神経が優位になってきます。しかし、夜ふかしなどして交感神経を刺激すると、副交感神経を上げるタイミングを失い、そのまま朝を迎えてしまいます。そうすると血流が悪くなり、体内の機能が低下します。もちろん脳にも十分に血液が供給されず、仕事でも実力が出せません。睡眠不足だとミスが多いのはそのせいなのです。

デスクワークだけではありません。スポーツでももちろんその傾向は強く表れます。海外から帰国したばかりの選手が不調に陥るのも、時差が原因で自律神経のバランスが崩れるのが原因です。本来の気力とパワーを保って毎日を過ごすためにも、「質のいい睡眠」をとることが大切です。

「質のいい睡眠」をとる、その方法は次の3つです。

①昼間集中して歩く
②不安要素を取り除く
③睡眠時の環境を整える

①では、眠る際に必要な「メラトニン」というホルモンが重要です。メラトニンをつくるには、「セロトニン」といわれるホルモンが必要です。セロトニンは適度な運動で生まれるので、集中して歩くことで昼間のうちにセロトニンを体内に蓄積しておきましょう。

②では、交感神経の上昇を防ぐため不安な要素を取り除いてください。そのために明日の準備は寝る前にすませましょう。着て行く服はもちろん、会議の資料の用意なども前の晩にすませてください。早起きをする場合は、目覚まし時計を3つ用意するなどの工夫をしましょう。

③では、自分にとって心地よく眠れる環境を整えることが大切です。アロマテラピーなどもおすすめです。香りの力は、お話ししたように自律神経を整える作用があります。この場合、リラックスをもたらすラベンダーがおすすめです。また、部屋の暗さも調節してください。真っ暗にすると眠れないという方は、明るすぎず、寝ていても気にならない程度の間接照明がいいでしょう。置き場所も足元やベッドの下がいいですね。足元が明るいと、人は意外にホッとした気持ちになれるものです。

この3つを心がけて、**寝ている間に自律神経を整えて明日への英気を十分に養ってください。**

（了）

自律神経《じりつしんけい》を整《ととの》える
「1日《にち》30秒《びょう》」トレーニング
人生《じんせい》が楽《らく》になるセル・エクササイズ

2018年1月27日　第1刷発行
2021年7月21日　第4刷発行

著　者
小林弘幸《こばやしひろゆき》

監　修　者
末武信宏

ブックデザイン
福田和雄(FUKUDA DESIGN)

本文DTP
臼田彩穂

カバー・第1章イラスト(P32,39,43,45)
一色美穂

第2～4章イラスト
三浦雅子

企画協力
川井和則

企画
畑 祐介

編集
佐野千恵美

発行人
永田和泉

発行所
株式会社イースト・プレス
〒101-0051　東京都千代田区神田神保町2-4-7 久月神田ビル
TEL:03-5213-4700　FAX:03-5213-4701
https://www.eastpress.co.jp

印刷所
中央精版印刷株式会社

本書は小社より刊行した『うまいくいく人はなぜ「自律神経」を意識しているのか? 体幹を鍛え、「軸」をつくりだす「1日30秒」セル・エクササイズ』(2014年)の改訂新版です。

ISBN978-4-7816-1637-7 C0030